metabolic balance

# METABOLIC BALANCE
## ZUM EINSTEIGEN

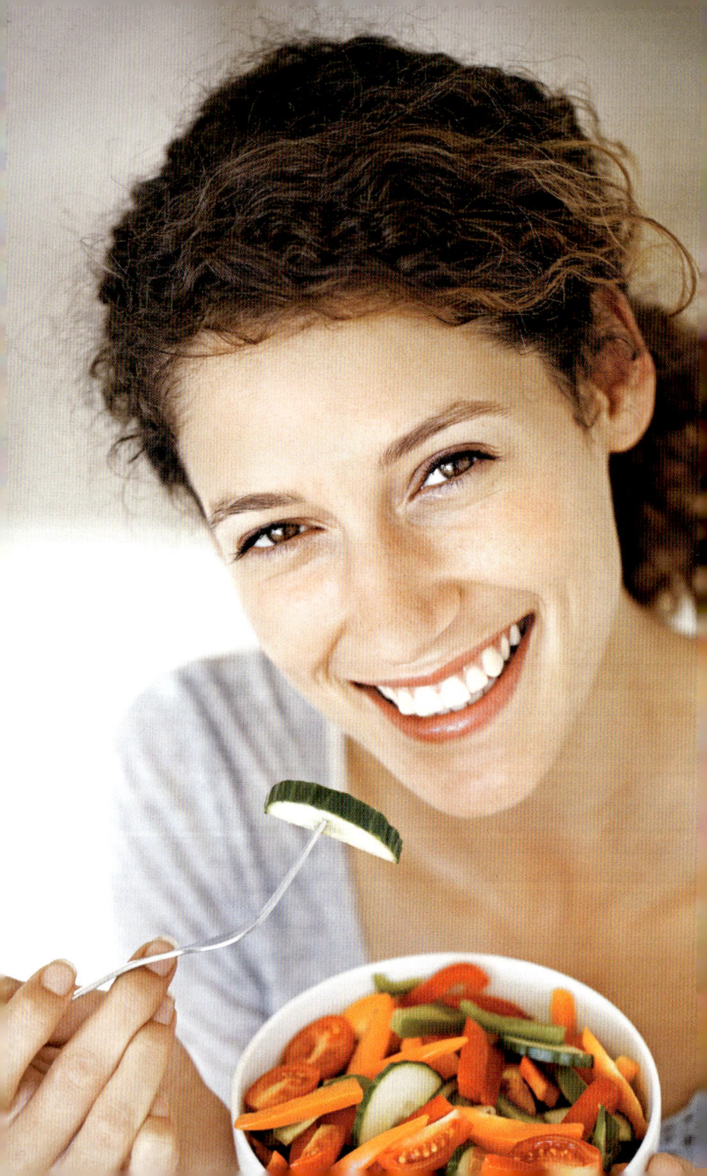

Dr. med. Wolf Funfack metabolic balance

# METABOLIC BALANCE
# ZUM EINSTEIGEN

## Die Basics zur Stoffwechselumstellung

südwest

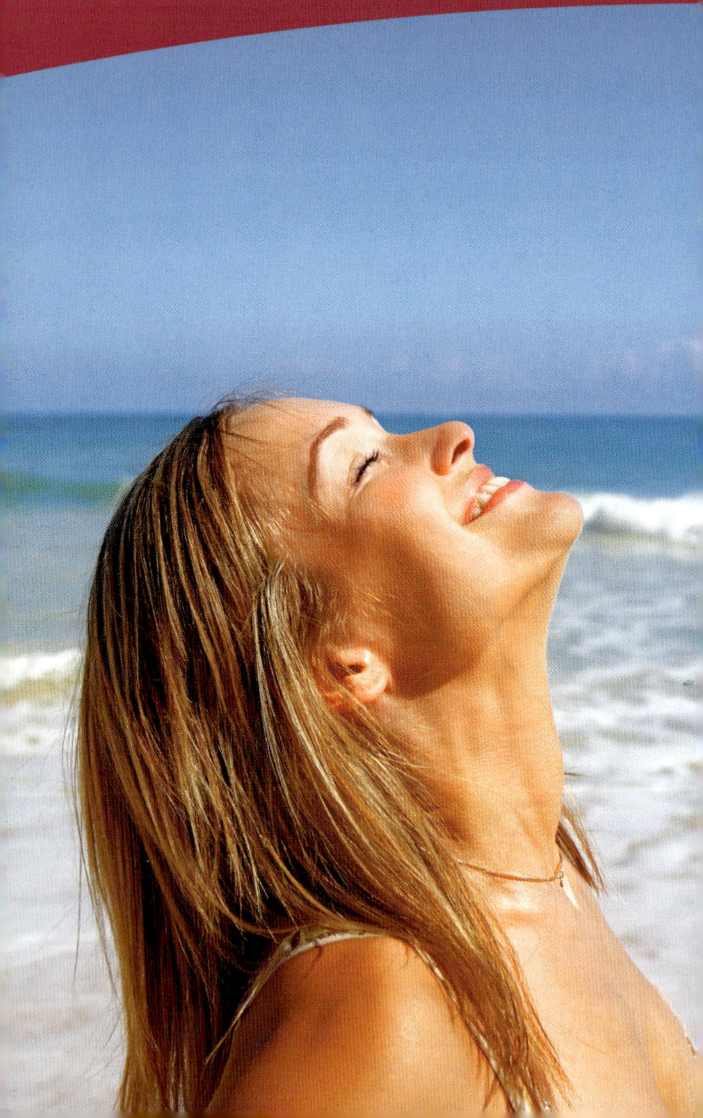

# Inhalt

# metabolic balance® ist keine Diät!

**Kämpfen Sie mit Ihrem Gewicht? Streichen Sie Kalorien und Mahlzeiten? Achten Sie auf alles, was Sie essen? Essen Sie fett- oder kalorienreduziert? Fühlen Sie sich manchmal müde, dem Tempo des modernen Lebens nicht mehr ganz gewachsen? Treten oft Heißhungergefühle auf Süßes, Alkohol oder Nikotin auf? Dies alles sind Zeichen dafür, dass Ihr Stoffwechsel (Metabolismus) nicht mehr im Gleichgewicht (Balance) ist.**

Übergewicht, insbesondere Fettleibigkeit, ist die Epidemie unseres modernen Zeitalters. Schauen Sie sich um: Immer mehr Menschen, auch unter uns, sind zu dick.

## *Metabolisches Syndrom*

Übergewicht kann zu erhöhtem Blutdruck, zu vermehrtem Fett im Blut und zur »Zuckerkrankheit« (Diabetes mellitus) führen. Diese Veränderungen werden als metabolisches Syndrom zusammengefasst und verursachen unweigerlich Durchblutungsstörungen, die am Herzen zu einem Herzinfarkt und im Gehirn zu einem Schlaganfall führen können. Seit Jahren stehen diese Veränderungen an den Blutgefäßen in den westlichen Industrieländern als Todesursache an allererster Stelle.

## *Ursachen erforschen*

Im Februar 2010 stellten Forscher der Universität Lund (Schweden) auf einem internationalen Kongress in Kopenhagen die Ergebnisse einer Fragebogenaktion vor. Danach gab ein Drittel der Befragten an, mit zunehmender Angst auf unsere heutige Lebensmittelversorgung zu reagieren. 70 Prozent waren davon überzeugt, dass ein persönlicher, individuell für sie erstellter Ernährungsplan ihre Lebensqualität verbessern würde.

## *Richtig und gut essen*

Zur Lösung dieses Problems bieten sich seit Jahren immer wieder sehr unterschiedlich funktionierende Diäten an. Das griechische Wort »Diät« bedeutet Lebensweise. Es beschränkt sich also nicht nur auf die Ernährung, sondern empfiehlt auch Änderungen in Sachen Bewegung und mentaler sowie sozialer Ausgeglichenheit. Bei uns ist das Wort eher negativ besetzt, impliziert es doch Begriffe wie Verzicht, strenge Disziplin und Geschmacklosigkeit des Essens. Diäten können nur kurzfristig helfen, denn meist sind sie über längere Zeit nicht durchführbar. Während einer solch kurzen Ernährungsumstellung geht es den Leuten eher schlechter, weil das Essen weniger schmeckt, ein sehr starker Wille erforderlich ist und sie häufig Hunger verspüren – allerdings verbunden mit diesem guten Gefühl, zu diesem Zeitpunkt etwas Gutes und Richtiges zu machen. Dieses gute Gefühl lässt jedoch

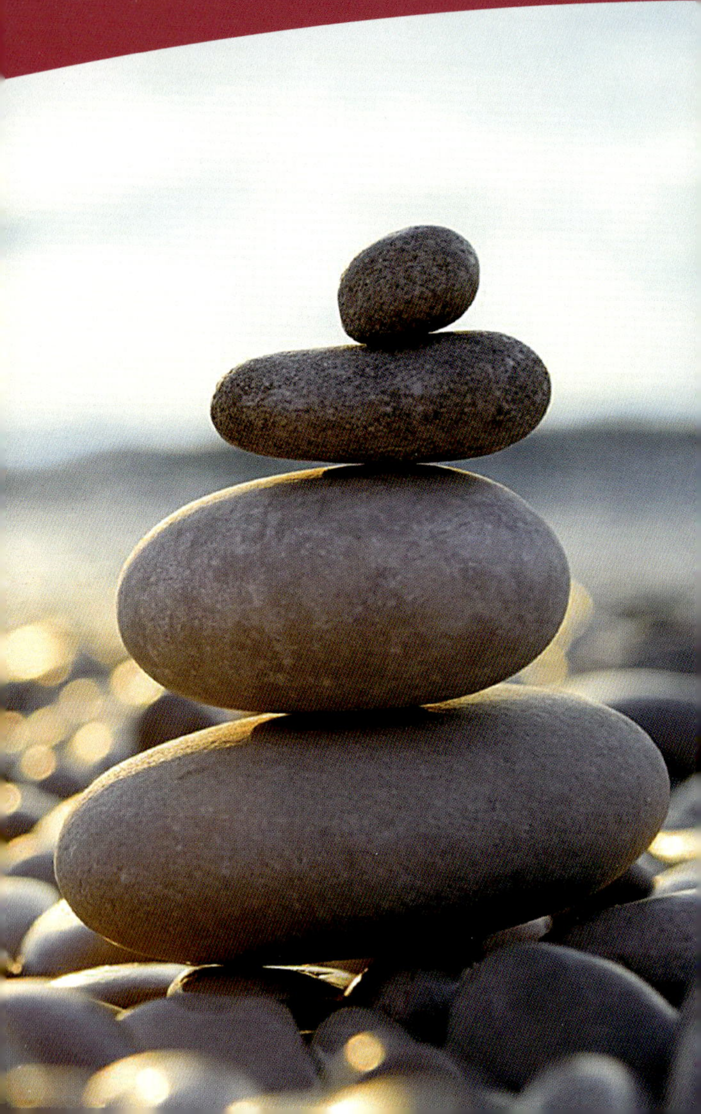

***metabolic-balance®-Teilnehmer haben ein gutes Befinden, weil die Mahlzeiten gut schmecken, und zugleich ein gutes Gewissen, weil sie sich gesund ernähren!***

schon bald nach, wenn die ersten Diätfehler begangen werden und man wieder in die alten Ernährungsgewohnheiten zurückfällt. Dadurch kommt es zu einem ewigen Hin- und Herschwingen von Phasen mit gutem Gewissen, aber schlechtem Befinden, zu Phasen mit schlechtem Gewissen und gutem Befinden. Was fehlt, ist eine Mitte, eine Phase der Ausgeglichenheit. metabolic balance® bietet solch eine ausgeglichene Ernährungsweise, bei der sich die Teilnehmer wirklich in einer stabilen und ausgeglichenen Mitte befinden und beides besteht, ein gutes Gewissen und ein gutes Befinden!

## *metabolic balance® bietet eine Lösung*

Dass die Methode metabolic balance® funktioniert, zeigen mehrere 100 000 Teilnehmer, die in den letzten Jahren ihre gesundheitsbezogene Lebensqualität und Laborwerte verbessert sowie erfolgreich abgenommen haben und dadurch auch ausgeglichener geworden sind. Ihnen gilt mein ganz besonderer Dank, denn sie geben mir die Energie und die Motivation, die Methode metabolic balance® auch weiterhin zu verbessern.

*Dr. med. Wolf Funfack*

# Bewegung und Ernährung im Vergleich

**Unsere Vorfahren, die noch als Jäger und Sammler unterwegs waren, haben pro Tag zwischen 20 und 30 Kilometer zu Fuß zurückgelegt. Dabei handelte es sich nicht um leichte Spaziergänge, sondern sie waren relativ schnell unterwegs. Entweder sie rannten etwas Essbarem hinterher, oder sie rannten vor jemandem davon, der sie gerne essen wollte. Auf jeden Fall waren sie körperlich sehr aktiv, und das ihr ganzes Leben lang.**

»Nach dem Essen sollst du ruh'n oder tausend Schritte tun«: Diese mehr als tausend Schritte haben unsere Vorfahren bereits vor dem Essen zurückgelegt und sich jede Kalorie, die sie zu sich genommen haben, vorher durch Laufen echt verdient. Das Verhältnis zwischen Kalorienverbrauch und Kalorienaufnahme war einigermaßen ausgeglichen. Wenn es aus dem Lot war, dann eher dadurch, dass mehr Kalorien verbraucht wurden, als aufgenommen werden konnten.

## *Bewegungsmuffel heute*

Der durchschnittliche Deutsche legt in der heutigen Zeit ca. 600 Meter pro Tag zurück und verbraucht, um sich Nahrung zu besorgen, keinerlei Kalorien mehr. Normalerweise sitzt er am Computer, fährt Auto, statt mit dem Fahrrad zu fahren, fährt Fahrstuhl, statt Treppen zu laufen, und bestellt sich per Telefon die nächste Füllung für sein Gefrierfach bei der Tischlein-deck-dich-GmbH, die ihm die Sachen dann auch noch nach Hause bringt.

## Nahrungsangebot heute

Die Nahrungsmittel des Jägers und Sammlers waren damals reine Naturprodukte, 100 Prozent biologisch auch ohne Biosiegel, von denen unser heutiger Bundesbürger, der vermehrt in Supermärkten einkaufen geht,

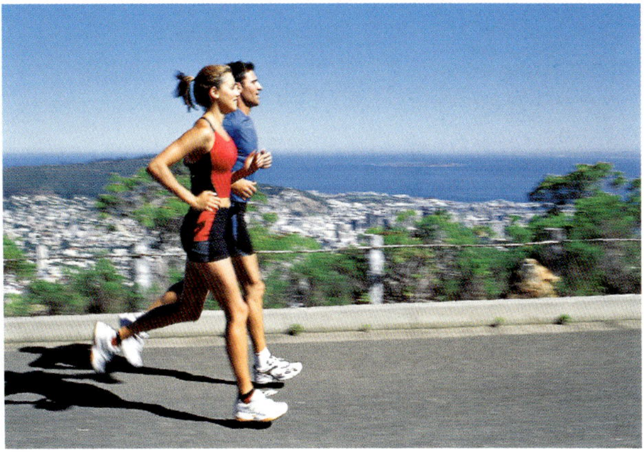

**Der moderne Mensch sucht Bewegung in der Freizeit, denn als Überlebenskampf ist sie nicht mehr gefragt.**

nur träumen kann. Heute bekommt er dort in der Regel nur noch industriell verarbeitete Nahrung und vorgefertigte Mahlzeiten, die er zu Hause schnell in die Mikrowelle schieben kann. Und ob sich hinter den vielen verschiedenen Biosiegeln in unseren Lebensmittelmärkten auch wirklich naturbelassene Nahrung befindet, kann der zeitgenössische Verbraucher schlecht kontrollieren. Zudem muss er für diese vermeintlich gesünderen Bio-Lebensmittel auch noch wesentlich mehr Geld ausgeben als für Essen aus einem normalen Supermarkt oder von einem regionalen Wochenmarkt.

## *Die Nahrung unserer Vorfahren*

Anhand prähistorischer Knochenfunde kann man heute noch nachvollziehen, dass der Hauptbestandteil der damaligen Nahrung zu etwa 65 Prozent aus tierischem Eiweiß bestand. Dies bestätigen auch Untersuchungen an heute noch lebenden Naturvölkern, die sich wie Jäger und Sammler ernähren und ebenfalls zu etwa 65 Prozent von tierischem Eiweiß leben. Diese Verteilung der Grundnährstoffe ist in allen Bereichen gleich, unabhängig davon, in welcher Entfernung diese Völker vom Äquator leben. Die Unterschiede des Anteils der Kohlenhydrate in der Gesamtnahrung zwischen Völkern, die auf der nördlichen Halbkugel leben, zu denen, die auf der Südhalbkugel, in der Nähe des Äquators, leben, sind geringer, als man sich vorstellt.

# Zu dick, zu schwer – und deshalb krank?

**Es ist eine Tatsache, dass ein Zuviel an Körpergewicht bei mangelnder Bewegung zu gesundheitlichen Problemen führen kann. In unserer heutigen Gesellschaft, in der wir allzeit Lebensmittel zur Verfügung haben, kommt es immer häufiger vor, dass Menschen zu dick werden und sich bei ihnen dann im Laufe der Zeit verschiedene Krankheiten ausbilden. Da liegt es nahe, zunächst den Grad des Übergewichts zu ermitteln.**

Woran erkennt man, ob man übergewichtig oder gar fettleibig ist? Wenn Sie zum Beispiel 100 Kilogramm wiegen, sind Sie dann zu schwer? Wenn Sie nur das Gewicht angeben und die Körpergröße nicht mit einbeziehen, kann man nichts darüber aussagen, ob Sie über- oder normalgewichtig sind. Deswegen hat sich vor Jahren der Body-Mass-Index (BMI) als anerkanntes Maß für Übergewicht etabliert.

## *Body-Mass-Index*

Beim Body-Mass-Index wird das Körpergewicht geteilt durch die Körpergröße in Metern im Quadrat. Zum Beispiel hat ein Mensch, der 100 Kilogramm wiegt und 2 Meter groß ist, einen BMI von 100 geteilt durch zwei im

## Körpergewicht, BMI und Krankheitsrisiko

Kriterien der Weltgesundheitsorganisation (WHO)

| KLASSIFIKATION | BMI | KRANKHEITSRISIKO |
|---|---|---|
| Untergewicht | weniger als 18,5 | erhöht |
| Normalgewicht | 18,5 bis 24,9 | durchschnittlich |
| Übergewicht | 25 bis 29,9 | erhöht |
| Adipositas Grad I | 30 bis 34,9 | hoch |
| Adipositas Grad II | 35 bis 39,9 | sehr hoch |
| Adipositas Grad III | mehr als 40 | extrem hoch |

Quadrat (= 4), also 100 geteilt durch 4 ist 25. Mit einem BMI von 25 liegt er gerade noch im Normalbereich. Ab BMI = 25 beginnt das Übergewicht, ab BMI = 30 dann die Fettleibigkeit. Dies entspricht der Definition nach der Weltgesundheitsorganisation (WHO); siehe auch die oben stehende Tabelle.

$$BMI = \frac{\text{Körpergewicht (kg)}}{(\text{Körpergröße in m})^2}$$

Wenn auch der Body-Mass-Index (auf Deutsch Körpermasseindex genannt) überall als Maß für Übergewicht oder Fettleibigkeit genommen wird, ist er doch nicht bei jeder Person einsetzbar. Es gibt drei Ausnahmen, die man zu beachten hat. Der Body-Mass-Index kann aus verständlichen Gründen bei folgenden Personengruppen nicht herangezogen werden:

**Schwangere** Diese haben zwar einen erhöhten Body-Mass-Index, aber bestimmt nicht deswegen, weil sie zu fett sind.

**Kinder und Jugendliche** Diese haben eigene Werte, die nicht mit den Werten von Erwachsenen vergleichbar sind. Für sie gelten gesonderte Kriterien.

**Kraftsportler** Diese haben wohl einen hohen Body-Mass-Index, aber bestimmt nicht, weil sie zu viel Fett, sondern weil sie zu viel Muskulatur haben, wie man von Arnold Schwarzenegger weiß.

Der Nachteil beim Body-Mass-Index besteht also darin, dass die Muskulatur bzw. die Menge an Körperfett nicht berücksichtigt wird. Um etwas über normales Gewicht oder Übergewicht aussagen zu können, muss man also auch die Körperzusammensetzung betrachten. Es gibt verschiedene Verfahren, um diese zu ermitteln.

## *Bioimpedanzanalyse (BIA)*

Zur Bestimmung der Anteile an Körperfett bzw. -wasser haben sich Geräte zur Bioimpedanzanalyse (BIA) als sehr hilfreich erwiesen. Bei diesen Geräten wird mit einem niederfrequenten Strom gemessen, wie hoch der Widerstand im Körper ist, der diesem Strom entgegengesetzt wird. Dabei steht der zu Untersuchende barfuß auf den beiden Elektroden einer Körperfettwaage. Über den einen Fuß wird dabei eine geringe Menge eines niederfrequenten Stroms in den Körper geleitet, die dann, am anderen Fuß angekommen, gemessen wird. Wasser ist ein sehr guter Stromleiter. Je mehr Wasser sich im Körper befindet, desto mehr Strom wird am anderen Ende gemessen. Somit wird eigentlich mit dieser Methode nur die Menge des Wassers gemessen und damit auf die Menge des Fettes umgerechnet. Es handelt sich hierbei also um eine indirekte Methode. So kann sich jeder sehr leicht vorstellen, dass eine solche Messung mit einer Körperfettwaage anders ausfallen muss, wenn man die Messung mit einer vollen oder leeren Blase vornimmt. Da unterschiedliche Widerstände wegen des unterschiedlichen Wassergehalts gemessen werden, erhält man auch unterschiedliche Werte für seinen Körperfettgehalt! Deshalb ist es bei dieser Messmethode unbedingt erforderlich, die Messung immer zum gleichen Zeitpunkt vorzunehmen, und darauf zu achten, zwei bis drei Stunden vorher nichts gegessen oder getrunken zu haben, um immer die gleichen Messbedingungen vorzufinden. So bietet es sich an, die Messung gleich nach dem Aufstehen und dem ersten Toilettengang zu machen. Übrigens: Wenn nur über die Füße gemessen wird, dann bekommt man nur ein Ergebnis über den Fettgehalt im Unterkörper.

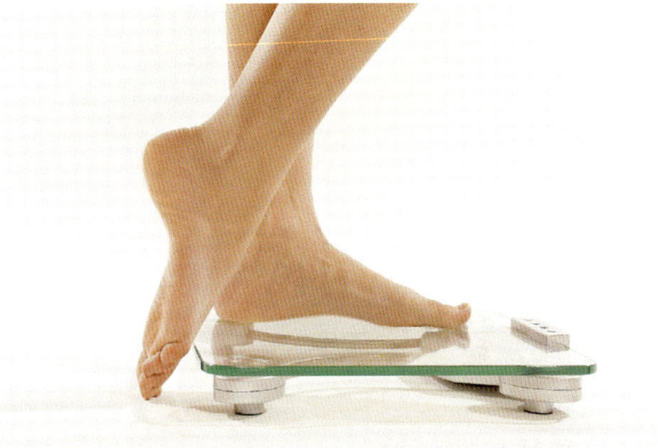

***Um den Erfolg zu überprüfen, eignet sich die Kontrolle der Umfangmaße besser als das Gewicht!***

## *Messung des Taillenumfangs*

Als sehr einfache und dennoch sehr aussagekräftige Methode hat sich die Messung des Taillenumfangs erwiesen. Mit einem einfachen Maßband wird dabei der Leibesumfang in Höhe des Nabels gemessen. Achten Sie darauf, das Band parallel zur Standfläche zu halten und weder die Luft anzuhalten, noch besonders tief einzuatmen, um die Messergebnisse nicht zu verfälschen. Seien Sie dabei ehrlich zu sich selbst! Sehr bewährt hat sich – insbesondere bei stark übergewichtigen Personen – die Messung im Liegen vorzunehmen. Am besten macht man es zu zweit, denn während der eine abliest, kann der andere normal in Ruhe weiteratmen und braucht sich nicht zu verrenken.

**Aussagekräftige Werte** sind folgende:

- Normalgewichtig sind Männer mit einem Umfang von unter 94 Zentimeter, Frauen weniger als 80 Zentimeter.
- Leichtes Übergewicht besteht bereits bei Umfängen zwischen 94 Zentimeter bis 102 Zentimeter bei Männern und 80 Zentimeter bis 88 Zentimeter bei Frauen.
- Deutliches Übergewicht und Bedarf, zeitnah etwas dagegen zu tun, besteht, wenn diese Maße überschritten werden.

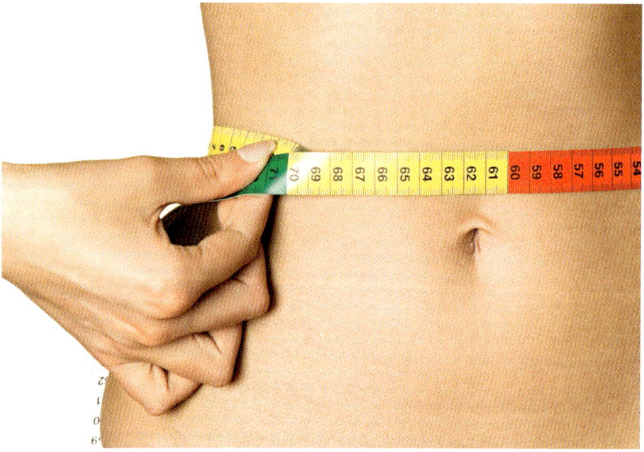

***Die Messung des Taillenumfanges sollte immer zur gleichen Tageszeit erfolgen, etwa vor dem Frühstück.***

## *Taillenumfang in Relation zur Körpergröße*

Wer es noch genauer wissen und das Vorgehen trotzdem vereinfacht gestalten will, kann seinen Taillenumfang durch die Körpergröße teilen (WtHR = Waist to Height Ratio). So einfach diese Methode auch ist, hat sie von allen anderen doch die beste Aussagekraft in Bezug auf Übergewicht und Folgekrankheiten, und ist sogar noch genauer als der BMI!

$$WtHR = \frac{\text{Nabelumfang (cm)}}{\text{Körpergröße (cm)}}$$

Der errechnete Wert sollte bis zum 40. Lebensjahr unter 0,5 liegen und gilt gleichermaßen für Männer und Frauen. Ein 180 Zentimeter großer Mann mit einem Bauchumfang von 90 Zentimeter hat einen Wert von 0,5. Eine Frau, die 160 Zentimeter groß ist und um den Nabel 80 Zentimeter misst, hat den gleichen Wert von 0,5. Beide sind also gerade noch nicht übergewichtig. Dieser Wert ist altersabhängig und darf bei über 50-Jährigen sogar bis 0,6 gehen, bevor etwas gegen das Übergewicht unternommen werden muss. Und das bedeutet: Dem Körper tagtäglich nur das an Lebensmitteln zuzuführen, was er tatsächlich braucht – sowohl an Qualität als auch an Quantität – und dabei regelmäßig Bewegung in den Alltag einzubauen.

# Warum essen wir überhaupt?

**Diese Frage kann jeder für sich selbst beantworten. Wir essen, damit wir nicht verhungern. Gerade bei Säuglingen und Kindern kann man am ehesten sehen, warum wir eigentlich essen, nämlich, damit wir dem Körper genügend Substanzen zur Verfügung stellen, damit er wachsen kann. Dabei durchlaufen die Nahrungsmittel unzählige Stoffwechselwege, um unseren Körper mit dem zu versorgen, was wir tagtäglich brauchen.**

Ein Neugeborenes ist im Durchschnitt 3 500 Gramm schwer und hat nach einem halben Jahr normalerweise sein Geburtsgewicht verdoppelt, nach einem Jahr verdreifacht. Das Normalgewicht für einen Erwachsenen liegt bei etwa 70 Kilogramm, also dem Zwanzigfachen des normalen Geburtsgewichts. Damit alle Organe, die Haut, die Knochen usw. wachsen und an Gewicht zunehmen können, muss der Körper mit genügend Baustoffen versorgt werden. Auch später, im ausgewachsenen Zustand, müssen wir weiteressen, weil sich unsere Körperzellen ständig erneuern. Alte Zellen sterben ab und werden ausgeschieden oder deren Baustoffe wieder für neue Zellen verwendet. Am einfachsten sehen wir das nach dem Urlaub, wenn die Sonnenbräune nach etwa 14 Tagen wieder verschwunden ist. Die Zellen in der obersten Hautschicht, die sehr viel Melanin gebildet haben, einen Farbstoff, der uns vor den UV-Strahlen schützen soll, werden nur etwa zwei Wochen alt und durch neue Zellen ersetzt. Auch daran, dass Wunden heilen, sieht man, dass sich die Körperzellen ständig erneuern. Es ist ein fortlaufender Prozess, der erst endet, wenn der letzte Atemzug getätigt wurde.

## Unser Stoffwechsel

Ein weiterer Grund, warum wir essen, ist, dass der Körper auch mit genügend Energie versorgt werden muss, damit er die tägliche Arbeit auch wirklich verrichten kann. Diese ganzen Vorgänge in unserem Körper, die Aufnahme und die Zerlegung der Nahrung in einzelne kleine Teile, das Ein- und Umbauen dieser kleinsten Teile in körpereigenes Eiweiß und zum Schluss das Ausscheiden der Substanzen, die unser Körper nicht verwenden kann, nennt man den Stoffwechsel. Es werden also fremde Stoffe wie tierisches oder pflanzliches Eiweiß aufgenommen, sie wechseln ihre Stoffeigenschaften und werden umgebaut in menschliches Eiweiß. Die von Pflanzen mit Hilfe von Sonnenlicht und Wasser produzierten Kohlenhydrate werden benötigt, um in unserem Körper verbrannt zu werden und so die Energie zu liefern, damit diese Stoffwechselvorgänge geschehen können.

## Die Inhaltsstoffe der Nahrung

In den Lebensmitteln stehen uns drei große Gruppen von Nahrungsbestandteilen zur Verfügung, nämlich die auch als Makronährstoffe bezeichneten Eiweiße, Fette und Kohlenhydrate. Daneben benötigen wir noch Wasser, Mineralstoffe, Vitamine, Spurenelemente und sekundäre Pflanzenstoffe, um unseren Stoffwechsel ein Leben lang aufrechterhalten zu können. Den Sauerstoff, der noch für die Verbrennung erforderlich ist, atmen wir über die Lungen ein.

## Natürlicher Reflex

Der Körper hat uns mit wunderbaren Hilfsmitteln versorgt, damit wir selbst in der Lage sind, die Mengen der Nahrung über Hunger- und Sättigungsgefühl zu bestimmen. Appetit und Abneigungen helfen uns, bestimmte Nahrungsmittel auszusuchen, die unser Körper gerade für seinen eigenen Aufbau benötigt, oder wegzulassen, weil sie uns möglicherweise schaden. So hat unser Körper fein abgestimmte Regulationsmechanismen, um durch Hunger und Sättigung über die Menge der aufgenommenen Nahrung und durch Appetit und Abneigungen über die Art des Essens zu entscheiden. In einem Körper, in dem die Stoffwechselregulation im Gleichgewicht ist, haben sich diese Abläufe wunderbar aufeinander eingespielt und brauchen von außen nicht zusätzlich beeinflusst zu werden.

## *Bei der Babykost fängt es an*

Leider bekommen wir in unserer industrialisierten Gesellschaft immer weniger naturbelassene Nahrungsmittel, sondern fast nur noch Essen, das sehr stark industriell verarbeitet und verändert worden ist. Schon frühzeitig werden unsere Kinder an bestimmte Aromastoffe gewöhnt, die in den Nahrungsmitteln enthalten sind und so den Geschmack und den Duft von Äpfeln, Birnen, Bananen, Fleisch oder Gemüse vorgaukeln, obwohl von diesen Lebensmitteln nichts in den gekauften Waren enthalten ist. Schauen Sie sich doch mal bewusst die Ware in

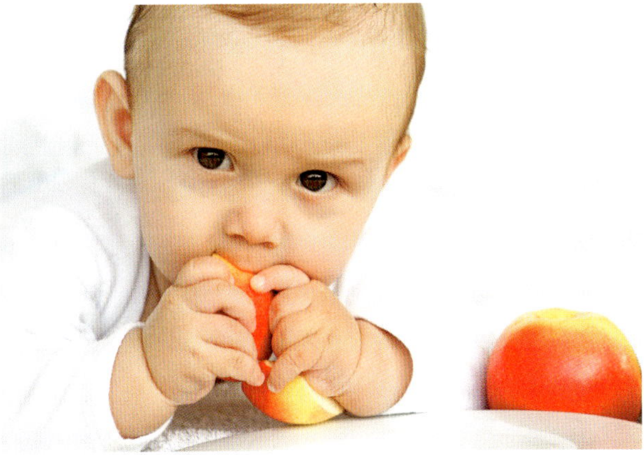

***Werden Kinder bis zum vierten Lebensjahr überfüttert, bekommen sie die angelegten Fettzellen nie mehr los.***

***Auf den reinen, unverfälschten Geschmack kommt es bei der Kost an, soll der Körper sich selbst regulieren.***

den Supermärkten und Drogerieläden an, die für unsere Kleinsten dort aufgereiht ist, ein Etikett bunter als das andere. Durch die Aufnahme dieser Fertignahrung werden die fein aufeinander abgestimmten Interaktionen zwischen unserem Darm und dem Gehirn schon im zartesten Alter völlig in die Irre geführt.

## Das Darmhirn

Unser Darm besitzt nahezu genauso viele Nervenzellen wie unser Gehirn und wird auch oft als zweites Gehirn oder Darmgehirn bezeichnet. Mit Hilfe dieses Darmgehirns hat unser Körper die Fähigkeit, aus dem vorbeiziehenden Speisebrei die Stoffe herauszusuchen, die unser Körper gerade braucht. Sind diese Stoffe im vorbeiziehenden Nahrungsbrei nicht enthalten, gibt das Darmgehirn eine Information an das Großhirn und bestellt dort die Lebensmittel, die genau diese Stoffe enthalten, die unser Körper gerade braucht. Das Großhirn entwickelt daraufhin zum Beispiel Appetit auf Erdbeeren, die sehr viel Kalium und Magnesium enthalten, wenn Bedarf an diesen beiden Nährstoffen besteht. Sofort macht sich der Mensch auf, um nach Lebensmitteln im Supermarkt zu suchen, die wie Erdbeeren aussehen, nach Erdbeeren riechen und auch nach Erdbeeren schmecken. Er

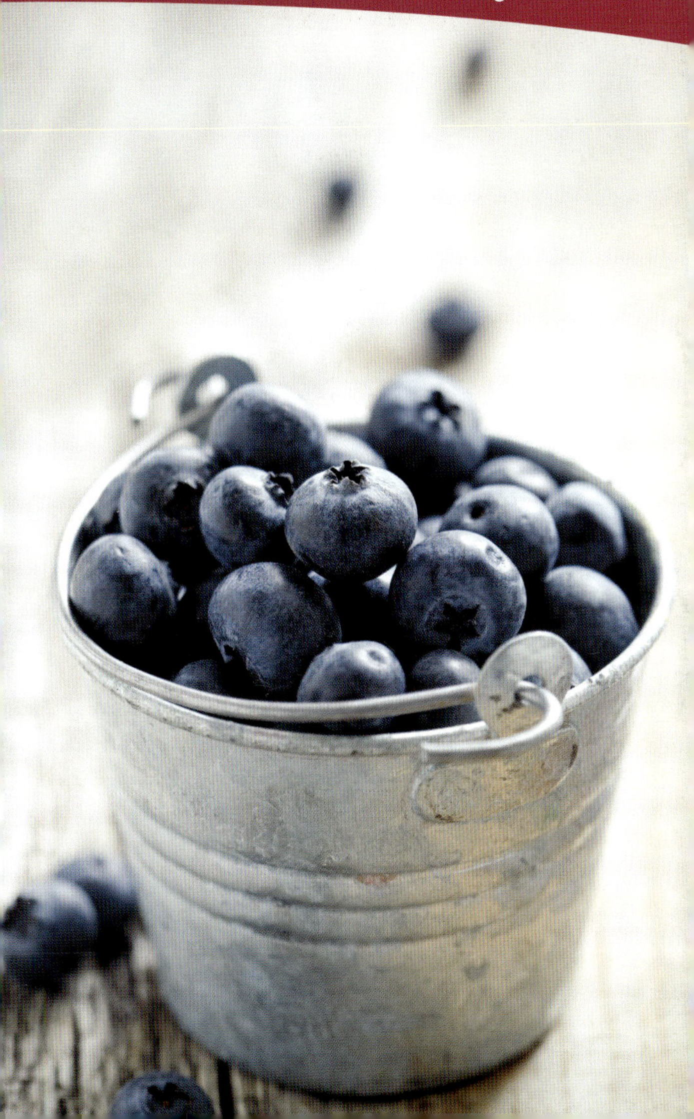

findet zum Beispiel einen Erdbeerjoghurt mit wunderbaren Erdbeeren auf der Verpackung, öffnet sie, und es duftet sehr intensiv nach Erdbeeren. Er schmeckt es, der Geschmack ist ebenfalls sehr stark erdbeerartig. Doch leider sind in diesen Fruchtjoghurts oft keinerlei Erdbeeren mehr enthalten, sondern nur noch Duft- und Aromastoffe, die uns vorgaukeln, dass der Joghurt Erdbeeren enthält. Oft schmecken und riechen diese Aromastoffe wesentlich stärker nach Erdbeeren als die eigentlichen Früchte selbst, und so werden wir getäuscht. Das Gehirn ist zufrieden und sagt, ich habe etwas besorgt, das wie Erdbeeren aussieht, wie Erdbeeren riecht und wie Erdbeeren schmeckt. Aber leider ist in diesem Joghurt keinerlei Kalium oder Magnesium aus richtigen Erdbeeren enthalten. So kann sich im Lauf der Zeit unser Darmgehirn immer weniger auf das Großhirn, genauer auf den Hypothalamus im Zwischenhirn, verlassen.

## Bedenkliche Entwicklung

Immer weniger kaufen wir Lebensmittel ein aufgrund unserer eigenen inneren Signale und danach, was unser Körper wirklich braucht, sondern wählen die Lebensmittel nach äußeren Signalen aus, nach Duft, nach Geschmack oder vielleicht, weil das Lebensmittel gerade im Sonderangebot ist. Fangen Sie an, zwischen den Zeilen bei der Werbung zu lesen. Überlegen Sie, ob Ihr Körper tatsächlich das braucht, was beworben wird.

# Hormone steuern Hunger und Sättigung

Hunger und Sättigung werden in unserem Körper vorwiegend durch Hormone geregelt. So gibt es Hormone, die uns hungrig machen, und andere, die in uns ein Gefühl der Sättigung hervorrufen.

## *Ghrelin*

Eines der vielen Hormone, die uns hungrig machen, ist das Ghrelin, das vorwiegend in der Magenschleimhaut produziert wird. Die Produktion wird sehr stark angeregt, wenn der Magen leer ist, die Magenwände also einfach schlaff herunterhängen und sich nichts im Magen befindet. Ist also der Magen leer, wird in den Magenwänden sehr viel Ghrelin produziert. Die Produktion wird sofort wieder vermindert, wenn sich der Magen langsam füllt. So kann man kurze Hungerattacken, beispielsweise in der fünfstündigen Pause zwischen den Mahlzeiten bei metabolic balance® sehr leicht einfach durch Trinken von Wasser überbrücken, da Wasser in der Lage ist, die Magenwände kurzfristig zu dehnen und so die Produktion dieses Hunger machenden Hormons wieder zu hemmen. Und wenn wir hier Wasser sagen, dann meinen wir auch wirklich Wasser und keinen Kaffee oder keine gesüßten Getränke wie all die bunten Limonaden, die den Blutzuckerspiegel ansteigen lassen.

### *Leptin*

Ein weiteres sehr wichtiges Hormon in diesem Regulationskreis ist das Hormon Leptin. Das Wort kommt vom griechischen »leptos« und bedeutet dünn. Leptin wird in den vergrößerten Fettzellen insbesondere des Bauchfettes produziert und soll im Gehirn ein Gefühl der Sättigung hervorrufen, sodass bei zunehmender Größe der Fettzellen kein Hungergefühl mehr entsteht, sondern der Körper auf Sättigung eingestellt wird. Bei normalgewichtigen Menschen funktioniert dieser Regelmechanismus wunderbar, und nach einer gewissen Zeit genügenden Essens ist ein Normalgewichtiger satt und stellt das Essen ein. Übergewichtige haben von Haus aus sehr hohe Leptinspiegel aufgrund ihrer vielen vergrößerten Fettzellen im Bauchbereich. Sie reagieren jedoch nicht mehr auf das Signal, das vom Leptin an das Gehirn ausgesendet wird, sondern sie können nicht mit dem Essen aufhören, solange noch etwas Essbares auf dem Tisch steht. Ein Schlanker hört auf zu essen, wenn er satt ist, ein Übergewichtiger hört auf zu essen, wenn nichts Essbares mehr vorhanden ist. Der Grund dafür ist, dass er eine Resistenz gegenüber dem satt machenden Hormon Leptin entwickelt hat. Achten Sie deshalb sehr genau darauf, wie groß Ihre Portionen sind, die Sie jeden Tag auf dem Teller haben. Auch hier hilft metabolic balance®, indem es bewusst macht, mit welchen Mengen man tatsächlich satt wird.

# Die Nährstoffe und ihre Wirkung

**Alle Lebewesen dieser Welt, allen voran Mensch, Tier und Pflanze, erhalten ihre Energie und ihre Bausteine für das tägliche Leben von drei Gruppen von Nährstoffen. Kohlenhydrate, Eiweiße und Fette sind diese Makronährstoffe, die wir unserem Körper regelmäßig zuführen, um überhaupt leben zu können. Einem fein aufeinander abgestimmten Uhrwerk gleich, laufen dann unsere Stoffwechselwege ab.**

## Eiweiße

Eiweiß ist eine Substanz, die aus unzähligen kleinen, einzeln aneinander geketteten Aminosäuren besteht, die unser Körper braucht, um körpereigenes Eiweiß aufzubauen. Wenn wir tierisches oder pflanzliches Eiweiß zu uns nehmen, muss unser Verdauungssystem die sehr langen Aminosäureketten in einzelne Aminosäuren zerlegen, denn nur eine einzelne Aminosäure ist klein genug, um die Darmwand passieren zu können und auf der anderen Seite ins Blut zu gelangen. Erst wenn die Aminosäure in unserem Blut angelangt ist, befindet sie sich wirklich in unserem Körper. Solange sie noch im Darm ist, ist sie quasi noch außerhalb unseres Körpers und verlässt diesen sehr schnell wieder über den Darmausgang. Aufgabe des Verdauungssystems ist es, aus diesen langen Eiweißketten die Aminosäuren herauszulösen, um sie ins Blut zu schleusen. Sie werden dann zur Leber und zu den anderen Organen transportiert, um dort in menschliches Eiweiß umgebaut werden zu können. Wozu wir dieses viele Eiweiß brauchen, wird sofort klar, wenn wir uns erinnern, dass wir einmal in der Woche unsere Finger-

## Biologische Wertigkeit

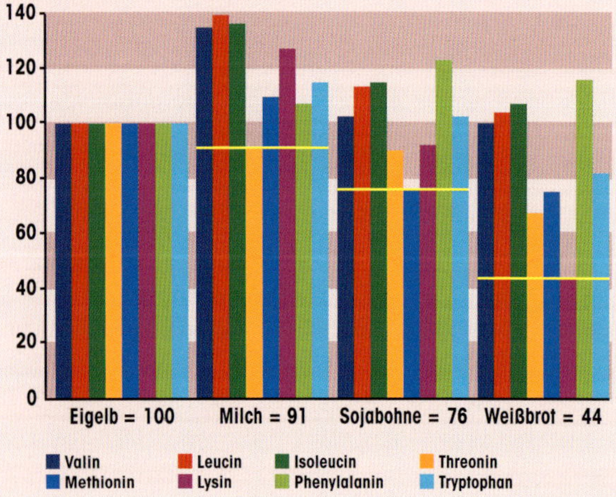

nägel kürzen und einmal im Monat zum Friseur gehen, um die Haare schneiden zu lassen. Wir brauchen Eiweiß, damit genügend Substanz vorhanden ist, die Nägel und Haare nachwachsen zu lassen. Es gibt Zellen in unserem Körper, die lediglich zwei bis drei Tage alt werden, z.B. Darmzellen, die dann immer wieder durch frisches Eiweiß erneuert werden müssen. Weiße Blutkörperchen werden vier bis fünf Tage alt, rote Blutkörperchen bis zu 120 Tage, und im Laufe der Jahre erneuert sich unser Körper immer wieder. Man kann davon ausgehen, dass sich der Körper alle sieben Jahre einmal von Grund auf runderneuert hat. Die Botschaft: Keiner von uns ist, von seinen Organen her, älter als sieben Jahre!

## *Biologische Wertigkeit*

Eiweiße werden auch Proteine genannt. Das Wort kommt aus dem griechischen »proteos« und bedeutet das Erste, das Wichtigste. Eiweiß ist wirklich die wichtigste Bausubstanz für unseren Körper. Im Eiweiß findet das Leben statt, im Eiweiß ist unsere Information gespeichert. Wenn wir etwas lernen, passiert das durch Veränderung in den Eiweißstrukturen. Wenn wir unsere Gene vererben, findet das ebenfalls durch Eiweiß statt. Wir wachsen, wir verändern uns, alles Leben passiert in den Proteinen, im Eiweiß. Es gibt nur 21 unterschiedliche Aminosäuren (manche wissenschaftliche Angaben sprechen von 20 bis 24!), aus denen das gesamte tierische und pflanzliche Eiweiß auf der Erde hergestellt wird. Acht von diesen 21 Aminosäuren sind sogenannte essenzielle Aminosäuren, also Aminosäuren, die unser Körper nicht allein herstellen kann, und bei denen er folglich auf die Zufuhr über die Nahrung angewiesen ist. Für unseren Stoffwechsel ist damit nicht so sehr die Menge des Eiweißes entschei-

## *Wichtige Fettsäuren*

| FETTSÄUREGRUPPE | FETTART |
|---|---|
| **Einfach ungesättigte Fettsäuren** | Omega-9-Fettsäuren |
| **Mehrfach ungesättigte Fettsäuren** (sie sind essenziell und müssen mit der Nahrung zugeführt werden) | Omega-3-Fettsäuren |
| | Omega-6-Fettsäuren |
| **Gesättigte Fette** | |

dend, sondern vielmehr die Qualität, aus welchen Aminosäuren das Eiweiß besteht. Je mehr Nahrungseiweiß dem körpereigenen Eiweiß gleicht – je besser also die Verteilung der essenziellen Aminosäuren ist –, desto höher ist die sogenannte **biologische Wertigkeit**. Diese drückt aus, wie viel von dem Eiweiß eines Nah-

| BEZEICHNUNG/ENTSTEHUNG | VORKOMMEN |
|---|---|
| Ölsäure | Olivenöl, Rapsöl |
| aus Alpha-Linolensäure (LLA) | Hanföl, Leinöl, Rapsöl, Sojaöl, Walnussöl |
| Docosahexaensäure (DHA), Eicosapentaensäure (EPA) | Hering, Lachs, Makrele, Thunfisch |
| aus Linolsäure (LA) Gamma-Linolensäure (GLA) Arachidonsäure (AA) | LLA und LA in Pflanzen: Distelöl, Maisöl, Sonnenblumenöl, Traubenkernöl, Weizenkeimöl |
| Stearinsäure, Palmitinsäure, Buttersäure | in festen Fetten, Backwaren, Käse, Süßigkeiten, Wurst |

rungsmittels in körpereigenes Eiweiß umgewandelt werden kann. Unser Körper braucht dazu alle acht essenziellen Aminosäuren in einem bestimmten Verhältnis zueinander. Die anteilig niedrigste Aminosäure bestimmt die gesamte Verwertbarkeit des Eiweißes. Werden verschiedene Eiweiße kombiniert, wird die Wertigkeit durch die Aminosäure bestimmt, deren Anteil am geringsten ist, und es entstehen Abfallprodukte von Aminosäuren, die nicht verwendet werden können, die zur Übersäuerung des Körpers führen. Ein ideales Verhältnis weist Eigelb auf. Es enthält alle acht essenziellen Aminosäuren, die zu 100 Prozent in menschliches Eiweiß umgebaut werden können. Deshalb hat das Eigelb eine biologische Wertigkeit von 100. In der Milch dagegen ist eine dieser acht Aminosäuren (Threonin) nur zu 91 Prozent vorhanden, weshalb auch die restlichen Aminosäuren nur zu 91 Prozent verwendet werden können. Milch hat somit eine biologische Wertigkeit von 91. Kombinationen von verschiedenen Eiweißen sind zu meiden, da sie die biologische Wertigkeit verschlechtern können.

## Fette

Die Fette haben unter den Makronährstoffen eine Zwischenstellung. Während die Eiweiße nur als Baustoff verwendet werden können und die Kohlenhydrate nur zur Versorgung mit Energie dienen, können Fette sowohl als

## Zusammensetzung von Speiseölen

Ölsäure ist eine einfach ungesättigte Fettsäure, die auch als Omega-9-Fettsäure bezeichnet wird. Sie gilt vielen Ernährungswissenschaftlern auch als essenzielle Fettsäure. Linolsäure wird im Körper zu Omega-6-Fettsäure, Alpha-Linolensäure zu Omega-3-Fettsäure weiterverarbeitet.

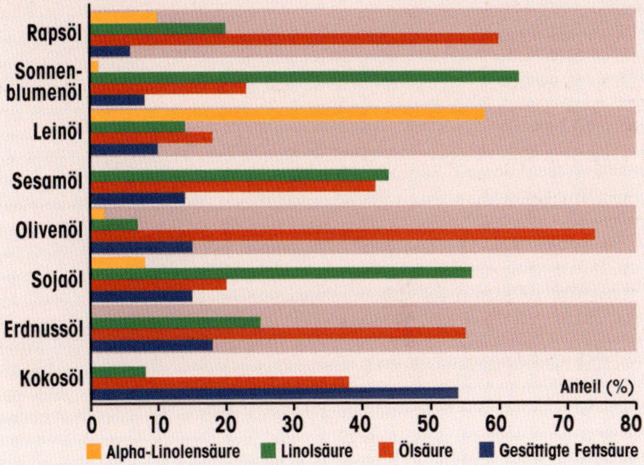


Baustoff benutzt werden als auch Energie liefern. Fette haben viele Funktionen. Unter der Haut abgelagert, dienen sie als Schutz vor Kälte. Viele Organe sind in Fett eingebettet, um sie vor Verletzungen zu schützen, und in den Fettdepots wird Energie gespeichert für harte Zeiten wie den Winter, wo uns die Natur nur wenig oder gar nichts Essbares zur Verfügung stellt. Sämtliche Zellmembranen, die Wand, die unsere Zellen umgibt, sind aus einer doppelten Fettschicht aufgebaut. In diese Doppellipidschicht ist auch noch zur Stabilisierung Cholesterin eingebaut. Unsere Nerven und unser Gehirn bestehen zu fast 80 Prozent aus Fett.

## *Aufbau der Fette*

Auch die Fette werden aus kleinsten Teilen aufgebaut. Während die kleinsten Teile der Eiweiße die Aminosäuren sind, sind die kleinsten Teile der Fette die Fettsäuren. Genau wie die anderen Makronährstoffe (Kohlenhydrate und Eiweiße) muss der Verdauungstrakt die Fette in ihre kleinsten Teile, also die Fettsäuren, zerlegen. Die Fettsäuren gelangen dann über die Darmwand ins Blut, um dort zu körpereigenen Substanzen wie Zellen, Hormonen und Fett wieder aufgebaut werden zu können. Die Fette werden in zwei Gruppen eingeteilt: in gesättigte und ungesättigte Fettsäuren. Gesättigte Fettsäuren sind vor allem die tierischen Fette, die bei Raumtemperatur fest sind. Es gibt allerdings auch pflanzliche Fettsäuren, wie die Palmitinsäure aus dem Kokosfett, das ebenfalls aus gesättigten Fettsäuren besteht und bei Raumtemperatur fest ist. Sehr wichtig sind die sogenannten ungesättigten Fettsäuren, von denen es einfach ungesättigte und mehrfach ungesättigte Fettsäuren gibt (siehe dazu den Kasten auf Seite 32/33). Die Verteilung in unserer Ernährung sollte zu einem Drittel aus gesättigten Fettsäuren, einem Drittel einfach ungesättigten und einem Drittel mehrfach ungesättigten Fettsäuren bestehen. In unserem Essen überwiegen die gesättigten Fettsäuren, von den ungesättigten Fettsäuren erhalten wir zu wenig, insbesondere von den mehrfach ungesättigten. Die mehrfach ungesättigten Fettsäuren sind auch die sogenannten essenziellen Fettsäuren, auf die unser Körper durch Aufnahme über das Essen angewiesen ist, da er sie nicht selbst herstellen kann.

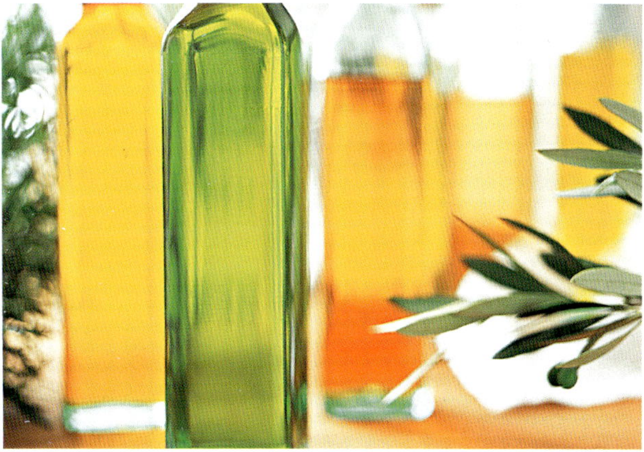

***Fette sind wichtig für den Körper. Ab Woche 3 des Stoffwechselprogramms bereichert gutes Öl das Essen.***

### Omega-3- und Omega-6-Fettsäuren

Von diesen mehrfach ungesättigten Fettsäuren gibt es zwei Hauptvertreter, die Omega-3- und die Omega-6-Fettsäuren. Während die Omega-6-Fettsäuren in unserer täglichen Nahrung sehr häufig anzutreffen sind, finden wir von den Omega-3-Fettsäuren eigentlich sehr wenig. Das ideale Verhältnis zueinander sollte 3:1 sein, also drei Teile Omega-6- und ein Teil Omega-3-Fettsäuren. Der Grund dafür ist der, dass die Omega-6-Fettsäuren in unserem Körper zur Arachidonsäure umgebaut werden, einer Fettsäure, die Entzündungen auslösen und unterhalten kann. Die Omega-3-Fettsäuren haben genau die gegenteilige Wirkung, nämlich uns vor Entzündungen zu schützen. Leider werden unsere Tiere, von denen wir diese Fettsäuren über die Nahrung beziehen, vorwiegend mit Futter versorgt, das sehr stark Omega-6-haltig ist. Somit können sie uns auch keine Omega-3-Fettsäuren mehr liefern. Das aktuelle Verhältnis in der Ernährung der Bundesrepublik liegt für manche Nahrungsmittel bei 50:1, also bis zu 50 Teile Omega-6- und nur ein Teil Omega-3-Fettsäuren. Während ein Ei aus einer Legehennenbatterie ein Verhältnis von bis zu 20:1 aufweist, liegt das Verhältnis zwischen Omega-6- und Omega-3-Fettsäuren im Ei eines frei lebenden Huhnes bei etwa 2:1. Rinder werden mit preiswertem Silomais (Omega-6-haltig) gefüttert und nicht mehr mit Weidegras oder Heu, das sehr hohe Omega-3-Anteile hat.

### *Entzündungen möglich*

Möglicherweise ist der hohe Anteil von Omega-6-Fettsäuren in unserer Nahrung der Grund, warum in den letzten Jahren die entzündlichen Krankheiten, besonders die stillen und unterschwelligen Entzündungen, sehr stark zugenommen haben, insbesondere auch allergische Krankheiten wie Asthma oder viele Hautentzündungen.

### *Fettreduzierte Lebensmittel im Visier*

Da 1 Gramm Fett mit 9,2 Kilokalorien mehr als doppelt so viel Energie bringt wie z.B. 1 Gramm Kohlenhydrate (ca. 4,2 kcal), wird das Fett in der Nahrung immer mehr reduziert, um uns vor überflüssigen Kalorien zu bewahren. Groß angelegte Studien mit bis zu 200 000 Personen haben aber gezeigt, dass weder die Menge noch die Qualität der Fette irgendeinen Einfluss auf Übergewicht oder auf das Vorliegen von Herz-Kreislauf-Erkrankungen hat. So ist es auch kein Wunder, dass man durch fettreduzierte Nahrungsmittel nicht an Gewicht abnehmen kann, ganz im Gegenteil! Die meisten Leute, die ihre Ernährung auf fettreduzierte Kost umgestellt haben, nahmen sogar an Gewicht zu. Der Grund: Fett und Eiweiß machen viel länger satt als Kohlenhydrate, mit denen die fettreduzierten Nahrungsmittel angereichert werden. Wegen des vermehrten Hungergefühls nehmen Personen, die sich fettreduziert ernähren, über den Tag verteilt sehr viel mehr Kalorien zu sich, als Personen, die mehr Fett und Eiweiß essen. Bei metabolic balance® legen wir großen Wert darauf, dass unsere Teilnehmer keine fettreduzierten Lebensmittel essen.

## *Der Geschmack bleibt auf der Strecke*

Da alle Geschmacks- und Aromastoffe fettlöslich sind, schmeckt sehr stark fettreduziertes Essen nur noch sehr fad, böse Zungen behaupten gar, es schmecke nach Styropor oder Pappe, weil mit dem Fett auch der Geschmack aus dem Essen genommen wird. Bei weniger als 25 Prozent Fett im Lebensmittel geht der Geschmack verloren. Hier muss dann mit Geschmacksverstärkern, beispielsweise Glutamat, Zucker oder künstlichen Aromastoffen nachgeholfen werden, die wieder gleichzeitig den Appetit anregen! Deshalb ist auch die Zutatenliste bei fettreduzierten Produkten oft so lang.

## *Naturfette Milch bevorzugen*

Studien haben gezeigt, dass Menschen, die häufig Milch trinken, seltener eine Insulinresistenz und seltener einen Typ-2-Diabetes entwickeln. In der Milch ist eine essenzielle Fettsäure (Trans-Palmitoleinsäure) enthalten, die vor diesen beiden Krankheiten schützt. Menschen, die industriell veränderte Milch trinken, in der, um Kalorien einzusparen, diese wichtige Fettsäure nur noch zu geringen Anteilen enthalten ist, haben ein bis zu 60 Prozent höheres Risiko, an Typ-2-Diabetes zu erkranken.

# Kohlenhydrate

Die Aufgabe der Kohlenhydrate ist es, uns mit ausreichend Energie zu versorgen. Produziert werden Kohlenhydrate in allen Pflanzen, denn sie sind in der Lage, mit Hilfe der Sonnenenergie im Blattgrün ihrer Blätter (Chlorophyll) Kohlenhydrate zu synthetisieren. Dazu stellen sie aus dem Wasser ($H_2O$) aus dem Boden und dem Kohlendioxid ($CO_2$) aus der Luft Traubenzucker (Glukose = $C_6H_{12}O_6$) und Sauerstoff ($O_2$) her. Die grünen Blätter wirken bei diesem Vorgang, der Fotosynthese genannt wird, wie Solarzellen, die die Sonnenenergie verwerten.

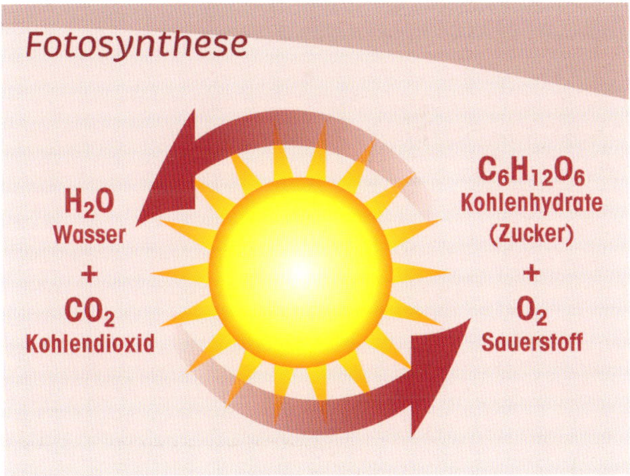

### *Bausteine der Kohlenhydrate*

Der Mensch verzehrt die Kohlenhydrate, verbrennt sie mithilfe von Sauerstoff und produziert Wasser und Kohlendioxid. Die Reaktion geht also wieder zurück, die Sonnenenergie, die die Pflanze benötigt hat, um Kohlenhydrate zu erzeugen, gewinnt der Mensch wieder durch deren Verbrennung in den Körperzellen. In der Pflanze wird die Glukose, ein Einfachzucker, zu langen Kohlenhydratketten zusammengefügt, wodurch langkettige Kohlenhydrate wie Zellulose, Hemizellulose, Pektin usw. entstehen. Wenn wir nun diese essen, muss unser Verdauungssystem die langen Kohlenhydratketten wieder zerlegen. Denn nur ein Einfachzucker ist klein genug, um die Darmwand zu passieren und ins Blut zu gelangen. Aufgabe unseres Verdauungssystems ist es also, aus den langkettigen Kohlenhydraten die Einfachzucker abzutrennen, damit sie ins Blut gelangen können. Es gibt Kohlenhydrate, die nicht durch unser Verdauungssystem zerteilt werden können, wie z.B. die Zellulose oder das Pektin. Diese Kohlenhydrate verbleiben im Darm, dienen dort als Nahrung für die im Darm lebenden Bakterien und als Ballaststoffe, die Wasser und Giftstoffe binden. Langkettige Kohlenhydrate brauchen sehr lange, bis sie in ihre Einzelteile zerlegt sind und im Blut erscheinen, während kurzkettige Kohlenhydrate sehr schnell ins Blut gelangen können. Traubenzucker, der zu 100 Prozent aus Einfachzuckern besteht, geht sofort ins Blut.

## *Einteilung der Kohlenhydrate*

Kohlenhydrate werden eingeteilt in Einfachzucker (Traubenzucker, Fruchtzucker, Schleimzucker), Zweifachzucker (Haushaltszucker, Malzzucker, Milchzucker) und Mehrfachzucker (wie die Stärke in Getreideprodukten und Kartoffeln sowie Obst und Gemüse). Auch Ballaststoffe sind Mehrfachzucker, allerdings unverdauliche, wie das Pektin aus den Äpfeln. Anders als bei den Pro-

### Einteilung der Kohlenhydrate

Die wichtigsten Kohlenhydrate auf einen Blick

| EINFACHZUCKER (Monosaccharide, 1 Baustein) | ZWEIFACHZUCKER (Disaccharide, 2 Bausteine) | VIELFACHZUCKER (Polysaccharide, lange Ketten) |
|---|---|---|
| Traubenzucker (Glukose) | Haushaltszucker = Saccharose (Glukose + Fruktose) | pflanzliche Stärke (Amylose, Amylopektin) |
| Schleimzucker (Galaktose) | Milchzucker = Laktose (Glukose + Galaktose) | tierische Stärke (Glykogen) |
| Fruchtzucker (Fruktose) | Malzzucker = Maltose (Glukose + Glukose) | Ballaststoffe (unverdaulich) |

teinen und Fetten gibt es keine essenziellen Kohlenhydrate – was nicht unbedingt für eine große Wichtigkeit dieses Anteils in unserer Ernährung spricht.

## *Glykämischer Index*

Je nach Länge der Kohlenhydratketten dauert es verschieden lang, bis nach einer Nahrungsaufnahme die Glukose im Blut erscheint. Deswegen gibt es noch eine weitere Einteilung der Kohlenhydrate, und zwar nach dem glykämischen Index. Kohlenhydrate mit kurzen Ketten erscheinen schnell im Blut, sie haben einen hohen glykämischen Index. Den höchsten glykämischen Index hat der Traubenzucker, da er, wie vorab schon erwähnt, bei der Verdauung nicht zerkleinert werden muss und sofort im Blut erscheint. So wird der glykämische Index für Traubenzucker mit 100 festgesetzt. Traubenzucker besteht zu 100 Prozent aus Einfachzuckern, die nicht mehr zerlegt werden müssen. Kohlenhydrate mit einem hohen glykämischen Index führen also zu einem sehr raschen und sehr hohen Blutzuckeranstieg, Kohlenhydrate mit niedrigem glykämischen Index lassen den Zuckerspiegel langsam und nicht so hoch ansteigen. Bemerkenswert ist, dass der glykämische Index nicht nur vom Kohlenhydrat abhängt, sondern auch von anderen Parametern, wie z.B. der Zubereitungsart in der Küche. So werden lang gekochte Kartoffeln oder Gemüse bereits durch den Kochvorgang in kleinere Kohlenhydratabschnitte zerlegt, sodass unser Verdauungssystem weniger Arbeit hat, aus diesen Kohlenhydraten die Einfachzucker abzuspalten. Lang gekochtes Gemüse hat also einen wesentlich höheren glykämischen Index als rohes oder nur kurz gedünstetes Gemüse.

## *Insulin ist lebensnotwendig*

Der Zuckeranstieg in unserem Blut führt dazu, dass die Bauchspeicheldrüse Insulin bereitstellen muss. Die Aufgabe dieses Hormons ist es, den Zucker in die Zellen einzu-

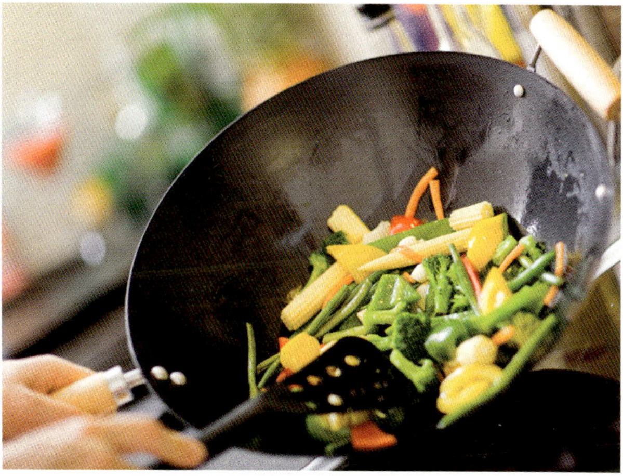

***Rohes oder knackig gegartes Gemüse belastet den Insulinspiegel weniger als sehr weich gekochtes Gemüse.***

schleusen, wo er dann zur Energiegewinnung verbrannt werden kann. Unsere Vorfahren, eine Jäger-und-Sammler-Gesellschaft, hatten nur wenig Kohlenhydrate zur Verfügung. Da sie täglich 20 bis 30 Kilometer unterwegs waren, hätten sie von diesem Superkraftstoff sehr viel gebrauchen können. Sie ernährten sich aber vorwiegend (etwa zu 65 Prozent) von tierischem Eiweiß. Die wenigen Kohlenhydrate, die ihnen zur Verfügung standen, waren noch dazu langkettige Kohlenhydrate, die nur langsam ins Blut gelangten und zu einem geringen Insulinanstieg führten. Erst seit ca. 10 000 Jahren ist der Mensch sesshaft geworden und baut Getreide, Kartoffeln und Reis an, um auch über die Winterzeit genügend Nahrung in Form von Kohlenhydraten zu haben.

## *Süßes erzeugt schneller Hungergefühl*

Mittlerweile ernähren wir uns vorwiegend von kurzkettigen Kohlenhydraten, wie raffiniertem Zucker und Fruktosesirup, die zu einem raschen und hohen Insulinanstieg führen. Dieser hohe Insulinanstieg sorgt dafür, dass der Zucker sofort sehr schnell in den Zellen verschwindet. Spätestens nach eineinhalb bis zwei Stunden kommt erneutes Hungergefühl auf, das am schnellsten wieder mit kurzkettigen Kohlenhydraten behoben werden kann. Übergewichtige Menschen haben einen ständig viel zu hohen Insulinspiegel, der drei- bis viermal höher ist als bei einem Normalgewichtigen. Dieser hohe Insulinspie-

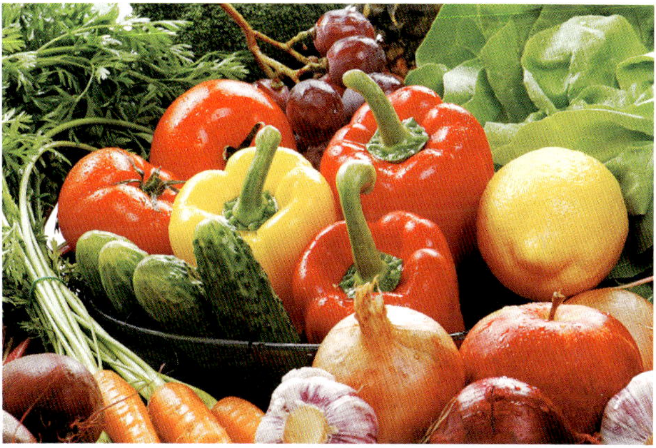

***Ballaststoffe aus Gemüse sorgen für lange Sättigungsphasen nach dem Essen.***

gel führt zu drei grundsätzlichen Veränderungen, wie man mittlerweile sicher weiß.

## Ein hoher Insulinspiegel:

- macht hungrig,
- sorgt dafür, dass sehr viel Fett aufgebaut wird,
- verhindert den Fettabbau im Körper.

Die Hauptursache für Übergewicht liegt also in einem zu hohen Insulinspiegel, der über lange Zeit bestehen bleibt, ohne dass man ihm regelrechte Ruhezeiten gönnt! Deshalb lautet eine der Grundregeln bei metabolic balance®, dass man fünf Stunden Pause zwischen der Einnahme von Nahrung einlegen soll. Noch besser sind sogar die längeren Ruhezeiten, wie wir sie beim Schlafen in der Nacht genießen. Deshalb hier erneut der Hinweis: Nichts nach 21 Uhr essen, um dem Stoffwechsel die notwendige Ruhezeit zu gönnen!

## Glykämische Last

Um die Kohlenhydrate in Bezug auf Ernährungsempfehlungen noch besser vergleichen zu können, hat sich in den letzten Jahren ein neuer Begriff etabliert: die glykämische Last. Da beim glykämischen Index immer nur die Kohlenhydratanteile eines Lebensmittels miteinan-

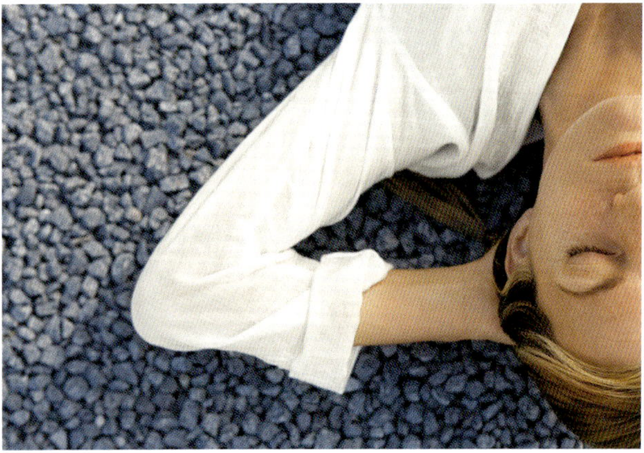

***Darf die Verdauung ohne große Schwankungen im Blutzuckerspiegel ablaufen, entspannt auch die Seele.***

der verglichen werden, kommt es zu unterschiedlichen Vergleichsmengen. Z.B. haben Weißbrot mit 70 und Wassermelone mit 72 fast den gleichen glykämischen Index. Der Kohlenhydratanteil von Weißbrot liegt aber bei 45 Prozent, während die Wassermelone nur zu 5 Prozent aus Kohlenhydraten besteht. Um also 50 Gramm Kohlenhydrate aufzunehmen, müssen 100 Gramm Weißbrot oder 1000 Gramm Wassermelone verzehrt werden. Bei der glykämischen Last hingegen werden Verzehrsmengen miteinander verglichen, die zu einer Mahlzeit gegessen werden, etwa 100 Gramm Weißbrot mit 100 Gramm Wassermelone. Den Wert für die glykämische Last erhält man, wenn man den glykämischen Index mit dem prozentualen Kohlenhydratanteil des Lebensmittels multipliziert. So erhält man für Weißbrot eine glykämische Last von 70 × 45 Prozent = 31,5 und für die Wassermelone 72 × 5 Prozent = 3,6.

## *Empfehlung von metabolic balance®*

Bei metabolic balance® teilen wir die Kohlenhydrate nach der glykämischen Last ein und empfehlen, Kohlenhydrate zu essen, die einen Wert von weniger als 10 pro 100 Gramm Lebensmittel aufweisen. So ist die Wassermelone bei Diäten, die sich nach dem glykämischen Index richten, verboten, da sie einen glykämischen Index von über 50 hat, bei metabolic balance® ist sie erlaubt, da die glykämische Last für 100 Gramm unter 10 liegt.

## Verhältnis der drei Makronährstoffe zueinander

In welchem Verhältnis sollten die drei Makronährstoffe in unserer Ernährung zueinander stehen? Die richtige Verteilung der drei Makronährstoffe Kohlenhydrate, Fett und Eiweiß bietet immer wieder heftigen Diskussionsstoff unter den Ernährungsberatern. Die etablierten Ernährungsgesellschaften, die die entsprechenden Leitlinien herausgeben, empfehlen immer noch einen sehr hohen Kohlenhydratanteil für unsere Mahlzeiten, mit weit über 50 Prozent der täglichen Kalorienaufnahme durch Kohlenhydrate. Die Fettaufnahme sollte möglichst unter 30 Prozent liegen, für Personen, die Gewicht verlieren wollen, sollte der Anteil sogar unter 25 Prozent liegen. Die Eiweißaufnahme sollte maximal zwischen 15 und 20 Prozent sein. Diese Empfehlungen wurden in den fünfziger Jahren des letzten Jahrhunderts aufgestellt, zu einer Zeit, als Lebensmittel wirklich noch knapp waren, die Menschen schwere körperliche Arbeit leisten mussten und deshalb auf einen relativ hohen Kohlenhydratanteil angewiesen waren. Heutzutage gibt es Nahrung im Überfluss, insbesondere Kohlenhydrate mit hoher glykämischer Last, die körperliche Belastung hingegen ist extrem gering. Die Menschen in den Industrieländern bewegen sich nur noch sehr wenig. Viele unabhängige Untersuchungen haben gezeigt, dass diese Verteilung der Grundnahrungsmittel, wie sie von den Ernährungsgesellschaften empfohlen wird, eher dazu führt, dass die Menschen an Gewicht zunehmen und sich ihre Laborwerte eher verschlechtern. Möglicherweise sind diese Empfehlungen ein Grund, warum in den westlichen Industrieländern die Anzahl der Übergewichtigen so schnell zunimmt.

## *Der Ursprung von metabolic balance®*

Auch ich, Dr. Funfack, habe mich jahrelang in meinen Ernährungsberatungen an diese Empfehlungen gehalten und nur selten gute, meistens sehr schlechte Erfolge, mit dem bekannten Jo-Jo-Effekt, erzielen können. Auch aus dieser Frustration heraus entstand im Jahr 2001 das metabolic-balance®-Stoffwechselprogramm, in dem mehr Fett und mehr Eiweiß erlaubt sind. Der Anteil der Kohlenhydrate wurde auf ca. 40 bis 45 Prozent gesenkt, wobei großer Wert auf Kohlenhydrate mit niedriger glykämischer Last gelegt wird.

## *Durch Studien untermauert*

Diese Verteilung der Makronährstoffe wurde aufgrund jahrelang angelegter Untersuchungen von der Harvarduniversität in Boston erarbeitet, bei denen sich herausgestellt hatte, dass diese Verteilung zu einer Verbesserung von Übergewicht und den damit verbundenen Krankheiten wie Bluthochdruck, »Zuckerkrankheit« und Fett-

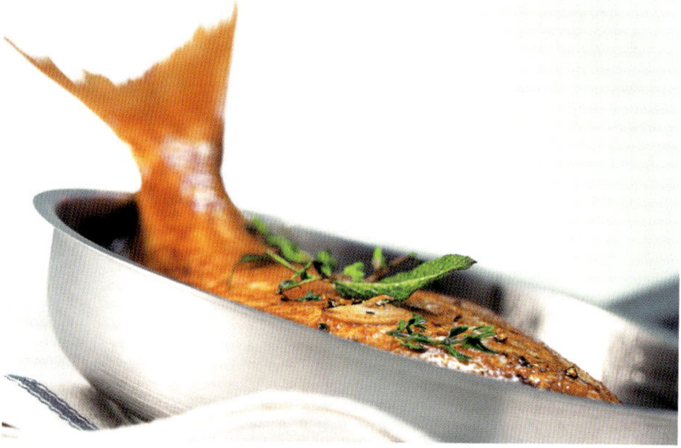

***Hochwertiges Eiweiß, wertvolle Fette und frische Kräuter sind Bestandteile einer gesunden Ernährung.***

stoffwechselstörungen führte. Im November 2010 wurde eine groß angelegte Untersuchung aus acht europäischen Forschungszentren veröffentlicht, bei der fast 1000 übergewichtige Erwachsene über acht Wochen mit nur 800 Kilokalorien ernährt wurden. Der durchschnittliche Gewichtsverlust während dieser Zeit lag bei elf Kilogramm. Anschließend wurden diese Personen in fünf Gruppen mit unterschiedlichen Ernährungsempfehlungen unterteilt und über 26 Wochen nachverfolgt. Nach diesen 26 Wochen hatte die Gruppe, die sich mit wenig Eiweiß und viel Kohlenhydraten ernährt hatte, also den Empfehlungen der Ernährungsgesellschaften folgte, am allermeisten zugenommen. Die anderen drei Gruppen hatten ebenfalls Gewicht zugenommen. Eine der fünf Gruppen hatte überhaupt keine Auflagen erhalten, sondern konnte sich so ernähren, wie sie wollte. Die einzige Gruppe, die auch nach 26 Wochen ihr Gewicht sehr leicht ohne Jo-Jo-Effekt halten konnte, war die Gruppe, die sich nach den Empfehlungen ernährte, wie sie auch von metabolic balance® eingehalten werden. Sie hatte dabei deutlich mehr Eiweiß (25 Prozent) zu sich genommen und Kohlenhydrate mit niedriger glykämischer Last. Als Fazit empfiehlt diese Untersuchung Personen, die Gewicht abnehmen und halten wollen, ausreichend Proteine und Kohlenhydrate mit niedriger glykämischer Last zu sich zu nehmen.

## *Süße Getränke*

Doch es sind nicht nur die festen Lebensmittel, auf die man im Sinne von metabolic balance® achten sollte. Auch Getränke sollte man bewusst betrachten. Gesüßte Getränke weisen eine hohe glykämische Last auf. Wer ständig Softdrinks zu sich nimmt, verhält sich im Grunde nicht anders als alle Menschen, die den ganzen Tag über Süßigkeiten essen. Denn bereits wenige Minuten nach dem Trinken eines Softdrinks, einer Limonade oder eines Fruchtsaftgetränkes kommt es zu einem rasanten Anstieg des Blutzuckerspiegels und nachfolgend des Insulinspiegels.

# Krank durch stille Entzündungen

**Ein großer Teil der Krankheiten in unserer Zivilisation ist bedingt durch Entzündungen. Entzündungen machen sich in der Regel durch Schmerzen, durch Erwärmung wie Fieber, durch Schwellung und durch Rötung bemerkbar. Neben diesen akuten Entzündungen, die von jedem sofort durch diese Symptome bemerkt werden, gibt es aber auch unterschwellige oder stille Entzündungen, die unbemerkt in unserem Körper ablaufen.**

Bei stillen, unbemerkt verlaufenden Entzündungen ist das komplexe Zusammenspiel von Faktoren, die Entzündungen unterhalten und aktivieren, sowie Faktoren, die Entzündungen bekämpfen, gestört. Viele unserer Zivilisationskrankheiten werden darauf zurückgeführt. Dazu zählen u. a. Allergien, Asthma, Herz-Kreislauf-Krankheiten, Diabetes mellitus Typ 2, Fettstoffwechselstörungen und Rheuma. Es gibt drei Hauptursachen für Entzündungsreaktionen. Erstens: mikrobielle Besiedlungen mit Bakterien, Viren oder Parasiten. Zweitens: Verletzungen, die zu Entzündungen führen. Und drittens: Ernährung. Denn über sie können wir ein Ungleichgewicht schaffen zwischen den entzündungsfördernden und den -hemmenden Faktoren in unserem Körper. Über unsere Nahrung wirken wir genau auf die Hormone ein, die zu Entzündungen führen oder Entzündungen hemmen können. Gerade die Dinge, die wir in unserer heutigen Zeit zu viel verzehren, wie Omega-6-Fettsäuren und kurzkettige Kohlenhydrate mit hoher glykämischer Last, führen dazu, dass diese Entzündungsreaktionen im Körper ständig unterhalten werden. Gegen diese unterschwelligen stillen Entzündungen gibt es keine Medikamente, sie werden auch noch nicht als Krankheit bemerkt. Die alleinige Hilfe, die wir bekommen können, besteht darin, die Ernährung umzustellen und dem Körper das zuzuführen, was er tatsächlich braucht.

## *Drei Stufen der Erkrankung*

**Wohlbefinden**

↓

**Stille Entzündung**

↓

**Chronische Erkrankung**

## Der Hormonhaushalt im Fokus

metabolic balance® bringt durch die richtigen, individuell empfohlenen Lebensmittel die Hormone wieder so ins Gleichgewicht, dass die Produktion der entzündungsaktivierenden Hormone gehemmt wird und mehr Hormone gebildet werden, die uns vor Entzündungen schützen und unser Immunsystem stärken.

Die meisten entzündungsaktivierenden Hormone werden in den übergroßen Fettzellen produziert. Mit metabolic balance® werden diese Fettzellen verkleinert, der Fettaufbau vermindert und so weniger von diesen Hormonen produziert. Essen wir zu viele Kohlenhydrate, erhöht sich die Insulinproduktion und somit der Aufbau von Fettzellen, in denen diese Hormone produziert werden. Zusätzlich aktiviert Insulin den Umbau der pflanzlichen Linolsäure in unserem Körper zur Arachidonsäure, der Omega-6-Fettsäure, die zu Entzündungen führt. Omega-3-Fettsäuren dagegen hemmen diesen Umbau!

## Für ein gesundes Leben

metabolic balance® hält das Insulin im Gleichgewicht, sorgt für den Fettabbau und für eine Hemmung von Entzündungen. In der Studie über metabolic balance® konnten 50 Prozent der Teilnehmer mit erhöhten Entzündungswerten diese allein durch eine Ernährungsumstellung normalisieren! Weitere Ergebnisse zu dieser Studie stehen auf Seite 88ff.

# Im Detail: metabolic balance®

**Das metabolic-balance®-Stoffwechselprogramm bietet eine entzündungshemmende Kost, die auf niedriger glykämischer Last und ausgewogener Verteilung von Eiweiß, Fett und Kohlenhydraten basiert. Die Ernährungsform funktioniert ohne zu hungern, sie ist sehr flexibel, einfach in der Umsetzung und sehr gut über einen längeren Zeitraum, idealerweise lebenslang, durchführbar.**

Das Ernährungsprogramm basiert auf verschiedenen Säulen, die fein aufeinander abgestimmt sind, sich bestens ergänzen und so zum Erfolg führen. Seine Wirksamkeit ist durch Studien bewiesen worden. Neben der ausgewogenen Verteilung von Eiweiß, Fett und Kohlenhydraten mit niedriger glykämischer Last bekommen die Teilnehmer bei uns genügend Kalorien, ohne hungern zu müssen. Da wir nur ganz normale Lebensmittel empfehlen, die man in jedem Supermarkt und in jedem Lebensmittelladen kostengünstig erwerben kann, ist diese Methode leicht in den normalen Tagesablauf zu integrieren. Zusätzliche Nahrungsergänzungsmittel, Pillen oder überteuerte Pulver sind bei uns nicht erforderlich. Das metabolic-balance®-Stoffwechselprogramm ist ein Programm, das in vier Schritten abläuft.

## *Ausgangspunkt ist der momentane Ist-Zustand*

Zu Beginn werden die Teilnehmer ausführlich über das Programm informiert. In der Regel geschieht das bei einem der kostenlosen Informationsabende, während eines intensiven Gesprächs oder durch Lesen eines der Bücher über metabolic balance®. Hat sich eine Person entschlossen, ihre Ernährung umzustellen und sich dazu ihren individuellen metabolic-balance®-Plan erstellen zu lassen, dann erfolgt zuerst eine ausführliche Anamnese. Dies ist ein ausführliches Gespräch, bei dem der Arzt oder Ernährungsberater nach den Vorerkrankungen,

## Individuelle Erstellung des Ernährungsplans

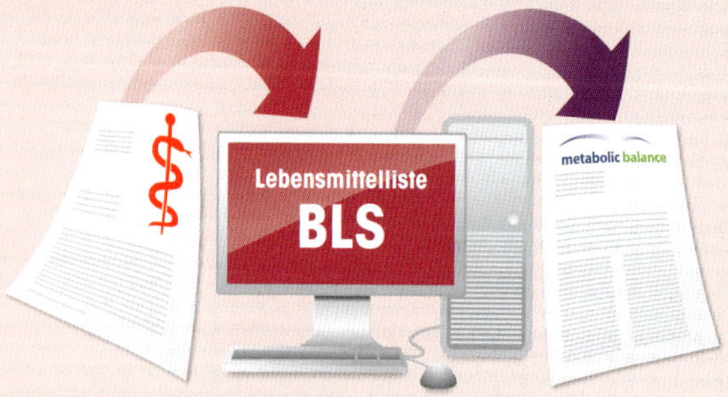

aktuellen Beschwerden und einzunehmenden Medikamenten fragt und dabei auch abklärt, ob Allergien vorliegen bzw. ob jemand eine Abneigung gegen bestimmte Lebensmittel hat. Anschließend werden die Körpergröße, das Gewicht sowie die Umfangmaße ermittelt und eine Blutprobe entnommen.

## *Blutuntersuchung*

Die Laboranalyse zeigt aufgrund der festgestellten Werte, welche Stoffe im Moment im Körper zu wenig vorhanden sind und über die Nahrungsmittel zugeführt werden müssen. Auf dieser Grundlage erstellen wir ein Ernährungskonzept für den Teilnehmer, das sowohl die für ihn wichtigen Lebensmittel enthält als auch den Mahlzeitenplan. Die Grundregeln zur Nahrungsaufnahme werden ausführlich besprochen.

## *Individuell zugeschnitten*

Wir gehen bei metabolic balance® streng nach den Regeln einer seriösen Ernährungsberatung vor, im Grunde genauso, wie es von Fachverbänden vorgeschrieben wird. Der Erstellung eines Ernährungsplanes werden immer diese Anamnese und das persönliche Gespräch vorgeschaltet, genauso wie der Bluttest, um Mängel und bestimmte Krankheitsbilder aufzudecken und diese zu berücksichtigen. Ich kann mir gar nicht vorstellen, einen Ernährungsplan zu erarbeiten, ohne diese wichtigen

Informationen zu haben! Mit den Ergebnissen kann unser Computerprogramm einen individuellen Ernährungsplan für die Teilnehmer ausarbeiten. Die oft stundenlange Fleißarbeit, die einzelnen Lebensmittel von Hand aus dieser Lebensmittelliste auszuwählen und zu berechnen, wird uns von diesem Programm abgenommen, und es bleibt mehr Zeit für die persönliche Betreuung. Das Programm basiert auf dem Bundeslebensmittelschlüssel, mit dem auch niedergelassene, zertifizierte Ernährungsberater arbeiten. Unsere Berater greifen mit dem Programm stets auf die aktuellsten Daten zurück und können damit ein hohes Qualitätsniveau garantieren, ohne sich ständig um die Aktualisierung kümmern zu müssen. Zusammenfassend lässt sich sagen, dass sich unsere metabolic-balance®-Philosophie an die Aussage des griechischen Arztes Hippokrates hält, die da lautet:

**Eure Nahrung soll eure Medizin
und eure Medizin eure Nahrung sein!**

## *Der Ablauf des Programms*

Mit dem Stoffwechselprogramm metabolic balance® wird die Ernährung schonend auf die Bedürfnisse des Körpers umgestellt. Das Programm gliedert sich in vier Phasen, in denen Sie Ihrem Ziel Schritt für Schritt näher kommen. Während der ersten 14 Tage von Phase 2 gelten sehr strenge Vorgaben. Daher ist es wichtig, dass Sie

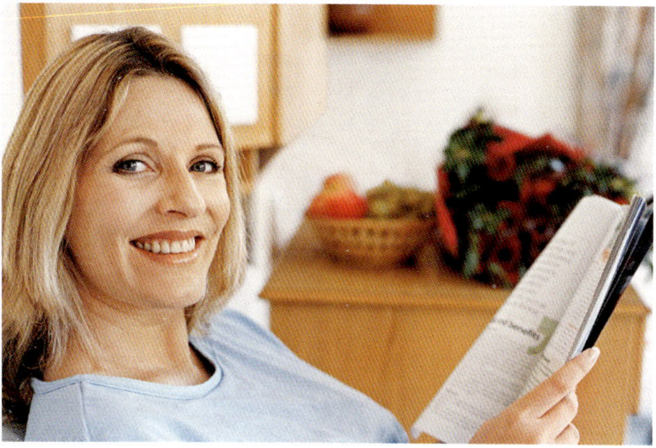

***Ausgeglichenheit und Zufriedenheit sind das Ergebnis einer Stoffwechselumstellung auf gesunde Bahnen.***

einen geeigneten Zeitpunkt für den Beginn Ihrer Stoffwechselumstellung wählen, an dem Sie sich in Ruhe auf Ihren Körper einlassen können. Ihr Betreuer berät Sie dabei gerne. Im Verlauf jeder neuen Phase werden diese Vorgaben allmählich und kontrolliert gelockert, und mit dem Übergang in eine neue Phase bekommen Sie noch mehr Spielraum für Ihre Ernährung. Mit der Zeit werden Sie die Funktionsweise von metabolic balance® so sehr verinnerlicht haben, dass Sie sich praktisch ohne Anleitung so ernähren, wie es für Sie und Ihren Körper am besten ist. Ihr Ernährungsplan dient Ihnen dann nur noch als Orientierungshilfe.

# Phase 1 – Die Vorbereitungsphase

In der Vorbereitungsphase bereiten Sie Ihren Körper auf die Ernährungsumstellung vor. Dazu ist es nötig, den Darm vollständig zu entleeren, um später keinen Heißhunger zu entwickeln. Nehmen Sie also in den ersten zwei Tagen des Stoffwechselprogramms metabolic balance® nur leichte Kost zu sich, damit sich Ihr Körper auf die geänderte Ernährungssituation einstellen kann. Zur Darmreinigung empfehlen wir am ersten Tag der Vorbereitungsphase eine Unterstützung der Darmentleerung. Ihr Betreuer empfiehlt Ihnen ein geeignetes Mittel bzw. eine schonende Methode, beispielsweise Flohsamenschalen oder Magnesiumsulfat (Bittersalz) nach Anleitung, Einlauf oder Colon-Hydro-Therapie.

## *Den Fettabbau ankurbeln*

Es gibt zwei Möglichkeiten, unseren Körper mit Nahrungsmitteln zu versorgen. Einmal, indem wir von außen etwas Essbares zuführen. Zum anderen, z.B. in Zeiten, in denen nichts Essbares zu finden war, was bei unseren Vorfahren durchaus auch einmal im Winter mehrere Wochen dauern konnte, indem er seine Vorräte, die Fettdepots verbrennt. In dem Moment, wo der Magen- und Darmtrakt leer ist, schaltet der Körper um auf diese »Innere Ernährung«, und es entstehen während dieser Zeit weniger Hungergefühle! Legen Sie sich ein Kleidungsstück, das Sie derzeit gerne tragen, als »Maßband« beiseite. Denn mehr als jeder Gang auf die Waage wird Sie bald Ihr reduzierter Taillenumfang begeistern!

## Phase 2 – Die strenge Umstellungsphase

In Phase 2, der strengen Umstellungsphase, bleiben Sie so lange, bis Sie Ihr gewünschtes Ziel erreicht haben, mindestens jedoch 14 Tage. Während Phase 2 stellt sich Ihr Stoffwechsel auf die optimierte Ernährungsweise um – und Sie stellen sich vor allem mental auf die neue Lebensweise ein, für die Sie sich entschieden haben. Konzentrieren Sie sich in dieser wichtigen Phase auf sich selbst. Hören Sie auf Ihre Bedürfnisse und Körpersignale, und nehmen Sie sich ausreichend Zeit, den Veränderungen nachzuspüren. Genießen Sie das gute Gefühl, alte, ungesunde Angewohnheiten gegen neue, gesunde einzutauschen.

### *Genuss neu definieren*

Lassen Sie sich also voller Freude auf diesen neuen Lebensweg ein! Essen Sie achtsam und genießen Sie die für Ihren Organismus geeignetsten Lebensmittel – sie sind im wahrsten Sinne des Wortes Ihre Mittel zum Leben! Schon bald werden Sie merken: metabolic balance®

## Beispiel eines Mahlzeitenplans

| TAGES-VORSCHLAG 1 | TAGES-VORSCHLAG 2 | TAGES-VORSCHLAG 3 |
|---|---|---|
| | **Frühstück** | |
| 210 Gramm Naturjoghurt (3,5 % Fett) + 1 Art Obst | 6 TL Körnermischung + 115 g Gemüse | 210 ml Milch + 50 g Haferflocken |
| | *Mindestens 5 Stunden Pause* | |
| | **Mittagessen** | |
| 95 g Bohnen + 145 g Gemüse | 95 g Käse + 145 g Gemüse | 140 g Geflügel + 145 g Gemüse |
| | *Mindestens 5 Stunden Pause* | |
| | **Abendessen** | |
| 150 g Fisch + 155 g Gemüse | 90 g Kartoffeln und 1 Ei (nur 2 x pro Woche) + 155 g Gemüse | 145 g Sprossen + 155 g Gemüse |

bedeutet trotz der Limitierungen keineswegs Verzicht, sondern vielmehr die Konzentration auf das Wesentliche. Vielleicht entdecken Sie durch metabolic balance® auch neue Lebensmittel und Zubereitungsarten, die Sie bisher – aus reiner Gewohnheit – nie ausprobiert haben. Und Sie werden sehen: Sie werden abwechslungsreich und genussvoll satt!

## *Auf das eigene Wohlbefinden achten*

Um nicht irritiert oder von Ihrem Ziel abgebracht zu werden, sollten Sie während der strengen Umstellungsphase mögliche verführerische Situationen vermeiden, etwa Essenseinladungen. Auch zu große körperliche oder seelische Belastungen können sich negativ auf Ihr Durchhaltevermögen auswirken. Deshalb: statt zu viel Sport lieber mehr mentale Fitness! Widmen Sie Ihrem Körper Zeit und liebevolle Aufmerksamkeit, lassen Sie ihn zur Ruhe kommen und sich auf seine Selbstregulation besinnen! Achten Sie auch auf Ihr Umfeld: Werden Sie von Familie und Freunden in Ihrem Vorhaben unterstützt oder »sabotiert«? Genießen Sie Ihr verändertes Essverhalten: langsam, genussvoll, bewusst. Sie werden überrascht sein, wie gut Sie Ihr Plan in Ihrem Entschluss unterstützt und Sie gemeinsam mit Ihrem Willen zum Erfolg bringt!

## *Der Mahlzeitenplan ist das Gerüst*

Ab jetzt dient Ihnen Ihr Mahlzeitenplan als Gerüst, das Sie mit Ihrer individuellen Lebensmittelliste und der Zusatzliste füllen. Dabei können Sie für Abwechslung auf Ihrem Speiseplan sorgen, indem Sie die ganze Bandbreite Ihrer persönlichen Auswahl nutzen und sich kreativ Ihre Mahlzeiten selbst herstellen. metabolic balance® hat dafür viele Rezepte entwickelt und Kochbücher auf den Markt gebracht. Aus den drei Tagesvorschlägen für Frühstück, Mittagessen und Abendessen können Sie einen kompletten Vorschlag auswählen. Wollen Sie innerhalb eines Tagesvorschlages die Mahlzeitenvorschläge für Mittag und Abend tauschen, können Sie das gerne tun. Bitte beachten Sie dabei allerdings, dass die Mengenangaben für die Tageszeiten unverändert bleiben. Enthält also der Mittagsvorschlag 140 Gramm Fisch und der Abendvorschlag 150 Gramm Geflügel, so essen Sie stattdessen mittags 140 Gramm Geflügel und abends 150 Gramm Fisch. Halten Sie die Mengenangaben wirklich genau ein. Sie beziehen sich auf Rohmengen.

## *Individuelle Pläne*

Wichtig, bitte bedenken Sie: Der Mahlzeitenplan und die dazugehörende Lebensmittelliste wurden aufgrund Ihrer persönlichen Angaben und Ihrer Laborwerte individuell für Sie generiert. Bei der Weitergabe des Plans an andere Personen mit anderen Ausgangswerten kann es zu Störungen der Gesundheit kommen. Möglicherweise können auch andere Personen mit diesem Plan eine gewisse Gewichtsabnahme bzw. -zunahme erzielen – eine Regulierung des individuellen Stoffwechsels kann jedoch nur mit einem eigenen Plan erfolgen!

## *Raffinierte Rezepte für metabolic balance®*

Für neue Ideen auf Ihrem Teller sorgt neben den Rezepten in den verschiedenen Kochbüchern zu metabolic balance® auch ein Besuch in unserem Internetportal

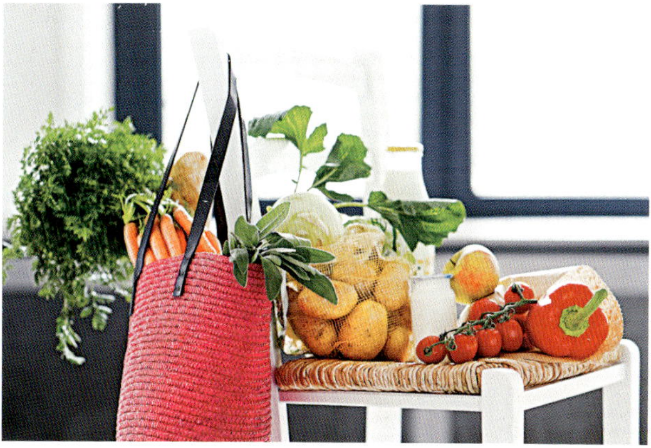

***Schon beim Einkauf entscheidet es sich, wie sich die Speisen für die eigene Ernährung gestalten werden.***

(www.metabolic-balance.com). Die klassischen Kochbücher sind im Buchhandel erhältlich oder direkt im Internetportal bestellbar.

## Öl nur 14 Tage meiden

Bitte verwenden Sie in den ersten zwei Wochen der strengen Phase 2 kein zusätzliches Fett oder Öl. Zur fettfreien Zubereitung Ihrer Mahlzeiten eignen sich beschichtete Pfannen, Bratfolie, ein Römertopf, chinesische Dampftöpfe oder auch ein Kontaktgrill. Dünsten können Sie in Wasser oder zusatzstoff- und zuckerfreier Gemüsebrühe. Wenn Sie länger in der strengen Umstellungsphase bleiben, müssen Sie allerdings wieder hochwertige Öle zuführen. Ergänzen Sie Ihre Ernährung bitte nach 14 Tagen um mindestens drei Esslöffel gesundes, kalt gepresstes Öl pro Tag. Am besten eignet sich dazu ein Öl mit einer ausgewogenen Mischung von Omega-3- und Omega-6-Fettsäuren, beispielsweise ein besonders gutes Raps-, Oliven- oder Leinöl. Ihr Betreuer kann Ihnen gute Öle empfehlen. Zum Braten eignen sich übrigens Kokosöl, Olivenöl oder Ghee (geklärte Butter = Butterschmalz) sehr gut.

## *Die acht Grundregeln von metabolic balance®*

Ab Phase 2, der wichtigsten Phase im metabolic-balance®- Stoffwechselprogramm, gelten die acht Ernährungsregeln, die Sie sich verinnerlichen sollten. Bitte seien Sie in den ersten 14 Tagen wirklich ganz und danach möglichst exakt und verwenden Sie ausschließlich die Lebensmittel aus Ihrer persönlichen Lebensmittelliste in den angegeben Mengen.

**Regel 1** Essen Sie nur drei Mahlzeiten pro Tag; in der strengen Umstellungsphase nicht mehr, nicht weniger, nichts anderes als in Ihrer persönlichen Lebensmittelliste vorgesehen ist.

**Regel 2** Machen Sie nach jeder Mahlzeit mindestens fünf Stunden Pause, ehe Sie die nächste Mahlzeit beginnen, damit Ihr Insulinspiegel absinken kann.

**Regel 3** Lassen Sie die einzelnen Mahlzeiten nicht länger als 60 Minuten dauern. Essen Sie genau drei maximal einstündige Mahlzeiten pro Tag, machen Sie nach

## *Die Grundregeln von metabolic balance®*

- Essen Sie nur drei Mahlzeiten pro Tag; in der strengen Umstellungsphase nicht mehr, nicht weniger, nichts anderes als in Ihrer persönlichen Lebensmittelliste vorgesehen ist.
- Machen Sie nach jeder Mahlzeit mindestens fünf Stunden Pause, ehe Sie die nächste Mahlzeit beginnen.
- Lassen Sie die einzelnen Mahlzeiten nicht länger als 60 Minuten dauern.
- Beginnen Sie jede Mahlzeit mit einem bis zwei Bissen der Eiweißportion.
- Essen Sie pro Mahlzeit nur eine Art Eiweiß, jedoch zu jeder der drei Mahlzeiten eine andere Art.
- Essen Sie nach 21:00 Uhr möglichst nichts mehr.
- Trinken Sie über den Tag verteilt die für Sie errechnete Menge Wasser.
- Essen Sie das Obst (u.a. täglich einen Apfel) möglichst zum Ende der Mahlzeit.

dem Ende der einen und vor Beginn der nächsten Mahlzeit mindestens fünf Stunden Pause und essen Sie nach 21 Uhr möglichst nichts mehr. Ideal ist zweimal wöchentlich eine Pause von 14 Stunden, am besten nachts. In der fünfstündigen Pause zwischen den Mahlzeiten, ganz besonders aber während der Nachtruhe, sinkt der Insulinspiegel so weit ab, dass sehr gut Fett verbrannt werden kann. Bei fünf bis sechs kleinen Mahlzeiten oder Zwischenmahlzeiten hingegen bleibt der Insulinspiegel permanent erhöht, und der Körper baut kein Fett ab, sondern auf! Zusätzlich hemmt ein ständig erhöhter Insulinspiegel die Produktion vieler Hormone, die den Körper sowohl vor Entzündungen als auch vor dem Altern schützen! Das meiste Fett wird im Schlaf verbrannt! Stellen Sie sich doch abends vor dem Schlafengehen auf die Waage und kontrollieren Sie direkt nach dem Aufstehen. Viele haben über Nacht bis zu 1 Kilogramm abgenommen.

**Regel 4** Beginnen Sie jede Mahlzeit mit einem bis zwei Bissen der Eiweißportion.

So wird Ihr Insulinspiegel nach der Mahlzeit weniger hoch ansteigen. Denn wenn im Magen zuerst etwas Eiweiß ankommt, produziert die Bauchspeicheldrüse das Hormon Glukagon. Dieses Hormon ist der Gegenspieler des Insulins und hemmt dessen Produktion. Das Ergebnis ist ein niedrigerer Insulinspiegel, was dazu führt, dass die Fettverbrennung angekurbelt, der Fettaufbau gehemmt wird und die gefürchteten Heißhungerattacken ausbleiben. Folgende Lebensmittel gehören der Eiweißfraktion an: Austernpilze/Shiitakes, Eier, Fisch (Lachs, Matjes, Thunfisch, Seelachs u.a.), Fleisch (Lamm, Schwein, Rind), Geflügel (Putenfleisch, Hähnchen), Hülsenfrüchte (Bohnen, Linsen, Tofu, Sprossen), Ölsaat (Sonnenblumenkerne & Kürbiskerne) sowie Sonnenblumenkerne & Mandeln (= »Mandelade«), Meeresfrüchte (Garnelen) und Milchprodukte (Käse, Naturjoghurt, Quark).

**Regel 5** Essen Sie pro Mahlzeit nur eine Art Eiweiß, jedoch zu jeder der drei Mahlzeiten eine andere Art.

Der Körper zerlegt das aufgenommene Nahrungseiweiß im Verdauungstrakt durch Enzyme in die einzelnen Aminosäuren. Nachdem diese die Darmwand passiert haben, werden sie im Körper wieder neu zusammengesetzt – der Körper stellt aus Nahrungseiweiß körpereigenes Eiweiß her. Für unseren Stoffwechsel ist jedoch nicht die Menge des Eiweißes entscheidend, sondern aus welchen Aminosäuren es besteht. Je mehr ein Nahrungseiweiß dem körpereigenen Eiweiß gleicht, desto höher ist die sogenannte biologische Wertigkeit. Diese drückt aus, wie viel vom Eiweiß eines Nahrungsmittels in körpereigenes Eiweiß umgewandelt werden kann (siehe auch Seite 31ff). metabolic balance® verwendet vorwiegend Eiweiße mit hoher biologischer Wertigkeit (über 70) und empfiehlt pro Mahlzeit nur eine Eiweißart, da es sonst zu einer Verschlechterung der biologischen

Wertigkeit und somit zu einer stärkeren Übersäuerung im Körper kommen kann.

**Regel 6** Essen Sie nach 21:00 Uhr möglichst nichts mehr.

**Regel 7** Trinken Sie über den Tag verteilt die für Sie errechnete Menge Wasser.

Wenn Sie weniger als die für Sie berechnete Menge Wasser (Faustregel: etwa 35 Milliliter Wasser pro Kilogramm Körpergewicht) trinken, nehmen Sie langsamer ab, denn das Wasser reinigt den Körper und schwemmt alle abgebauten Rückstände und Stoffe der Entgiftung aus. Wenn Sie zu wenig trinken, bleiben diese Stoffe im Körper – und

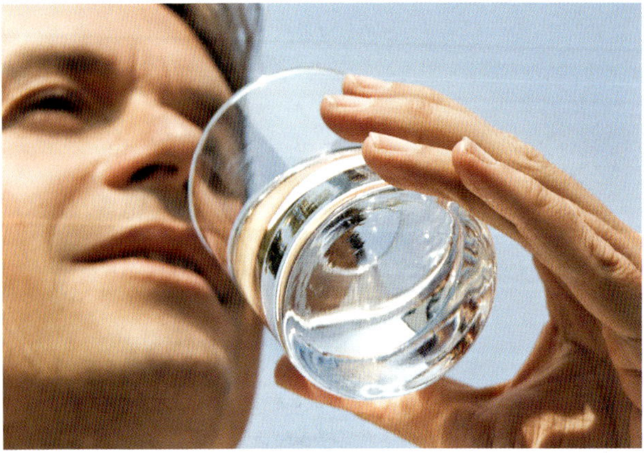

***Immer wieder Wasser. Der Körper braucht reine Flüssigkeit ohne Zuckerzusatz, um gut zu funktionieren.***

das Gewicht verändert sich nicht so schnell. Trinken Sie am besten schon bevor Sie Durst haben, gleichmäßig über den Tag verteilt. Am besten geeignet ist Wasser ohne Kohlensäure. Dagegen trinken Sie Kaffee und schwarzen bzw. grünen Tee oder Roibuschtee bitte nur zu den Mahlzeiten, nicht in den Pausen! Verwenden Sie dabei keine Milch und keine Süßungsmittel! Diese zusätzlichen Mengen werden nicht zu den empfohlenen Wassermengen gezählt, da sie dem Körper sogar geringe Mengen Wasser entziehen. Deshalb sollte sogar zu jeder Tasse Kaffee ein Glas Wasser getrunken werden!

**Regel 8** Essen Sie das Obst (u.a. täglich einen Apfel) möglichst zum Ende der Mahlzeit.

Ein altes englisches Sprichwort sagt: »An apple a day keeps the doctor away« (ein Apfel am Tag hält den Arzt fern). Kein anderes Obst hat ähnlich viele Vitamine und Mineralstoffe wie der Apfel und ist zu jeder Jahreszeit günstig zu bekommen. Zudem liefern Äpfel mit ihrem hohen Pektin- und Zellulosegehalt dem Körper wertvolle Ballaststoffe, die für die raschere Ausscheidung schädlicher Stoffwechselprodukte wichtig sind. Alte Apfelsorten (siehe Liste im Klientenportal im Internet) sind besonders reich an Polyphenolen, aktiven Gegenspielern freier Radikale. Darüber hinaus versorgt Obst den Körper mit vielen Mineral- und Ballaststoffen, Vitaminen und Spurenelementen – und ist ganz einfach ein Genuss.

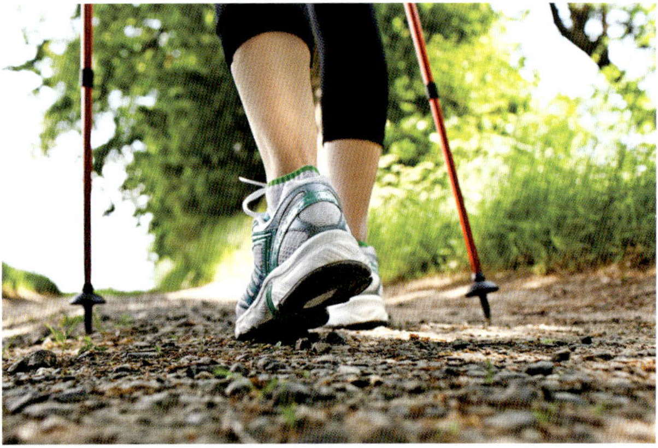

***Regelmäßige Bewegung unterstützt den Körper, seinen Stoffwechsel wieder in normale Bahnen zu lenken.***

## *Tagebuch führen*

Eine persönliche Verlaufskontrolle hilft Ihnen sicherlich, die Regeln von metabolic balance® einzuhalten, denn daran können Sie im Laufe der Zeit Ihre Fortschritte ablesen. Führen Sie also eine Art Tagebuch, in das Sie alle Ihre Erfahrungen und »Körperantworten« notieren. Nutzen Sie dazu auch das Angebot in unserem Klientenportal im Internet oder das Buch »metabolic balance® – Mein Tagebuch«, das auch im Buchhandel erhältlich ist. Vielleicht finden Sie es auch hilfreich, jeden Tag zwei Sätze aufzuschreiben: Was war kritisch, was war gut? Und vergessen Sie bitte nicht, sich für die ersten Erfolge

Ihrer Bemühungen zu loben, denn jeder auch noch so kleine Schritt hin zu einer positiven Veränderung ist ein großer Erfolg!

## *Bewegung langsam wieder einbauen*

Nach den ersten zwei Wochen können Sie sich auch wieder mehr bewegen. Viele Teilnehmer berichten, dass nach dieser Zeit wieder ein größerer Bewegungsdrang entstanden ist. Das ist ganz normal und liegt daran, dass Ihr Körper wieder vermehrt ein spezielles Eiweiß (FOXA-2) produziert, das genau diesen Bewegungsdrang hervorruft. Bei Übergewichtigen wird die Aktivität dieses Eiweißes durch die hohen Insulinspiegel blockiert! Wenn der Insulinspiegel durch metabolic balance® wieder normalisiert wurde, können große Mengen von diesem Eiweiß aktiviert werden. Bauen Sie dann also Bewegung wieder gezielt in Ihren Tagesablauf ein, um den Stoffwechsel so richtig in Schwung zu bringen, und erfreuen Sie sich an der neu gewonnenen Energie! Sie müssen ja nicht joggen gehen, auch ein Tanzkurs oder Nordic Walking kann richtig Spaß machen.

## *Die strenge Phase verlassen*

Es gibt drei Gründe, diese strenge Phase zu verlassen:

- Sie haben Ihr Wunschgewicht, oder die gesundheitliche Verbesserung, die Sie mit unserer Methode bewirken wollten, erreicht.

- Sie haben 20 Kilogramm an einem Stück abgenommen. Wenn dieses Zwischenziel erreicht wurde, sollten Sie für einen Monat in die Phase 3, die gelockerte Umstellungsphase, übergehen, um während dieser Zeit das erreichte Gewicht zu halten. Dieses Vorgehen hat sich deshalb bewährt, weil es der Haut genügend Zeit gibt, sich an den neuen Körper anzupassen. So kommt es nicht zu den gefürchteten Hautfalten, die bei zu schnellem Abnehmen entstehen und oft durch eine Operation korrigiert werden müssen. Sie werden sich an Ihrem neuen Körpergefühl erfreuen.
- Sie möchten das erste Mal »schummeln«, vielleicht, weil Sie sich belohnen wollen oder Sie zu einem Essen oder einem nicht aufschiebbaren Fest eingeladen sind. Verbieten Sie sich nicht grundsätzlich jeden Genuss, denn dadurch können leichte Gelüste schnell in Gier umschlagen. Wenn Sie also Lust auf ein Stück Schokolade oder etwas Deftiges haben, gönnen Sie es sich und genießen Sie es ganz bewusst. Auch wenn es einen Anlass für eine »Schlemmermahlzeit« gibt, etwa eine betriebliche Verpflichtung oder eine Einladung, spricht nichts dagegen, eine Ausnahme zu machen – sobald Sie die ersten 14 Tage überstanden haben. Halten Sie sich dann vorübergehend an die Hinweise zu Schlemmermahlzeiten (Seite 82ff.) aus Phase 3 und kehren Sie danach ganz konsequent in Phase 2 zurück. Befolgen Sie dabei wieder die acht Grundregeln (siehe Seite 68ff.)

## Phase 3 – Die gelockerte Umstellungsphase

Bei Eintritt in die gelockerte Umstellungsphase können Sie schon beachtliche Erfolge vorweisen. Wie gesagt, Sie haben entweder Ihr Wunschgewicht und/oder wahrnehmbare gesundheitliche Verbesserungen erreicht und bleiben nun in Phase 3, bis sich Ihr Stoffwechsel vollständig stabilisiert hat. Oder Sie haben 20 Kilogramm am Stück abgenommen und machen erst mal einen Monat Pause von der strengen Phase, bevor Sie dann weiter Ihr Gewicht reduzieren wollen. Dieser eine Monat ist wie eine kleine Belohnung für Ihr Durchhaltevermögen. Außerdem geben Sie Ihrem Körper und vor allem Ihrer Haut Zeit, sich an die veränderte Situation anzupassen, denn schließlich soll sie später wieder schön geschmeidig sein! Danach können Sie umso kraftvoller und mental gestärkt in die strenge Umstellungsphase zurückkehren und sich weiter Ihrem Wunschgewicht annähern, damit auch die Jeans von früher wieder passt!

### *Hochwertige Öle ab der dritten Woche*

In dieser Phase 3 werden Ihre Lebensmittelliste und Ihr Mahlzeitenplan nun erweitert. Darüber hinaus können Sie vorsichtig ausprobieren, wie Sie weitere Lebensmittel vertragen, die nicht in der Liste vorgesehen sind. Ziel ist es immer, Ihren bereits veränderten Stoffwechsel weiterhin in Balance zu halten. Die acht Ernährungsregeln gelten unverändert. Dazu ergänzen Sie bitte unbedingt ab der dritten Woche Ihre Ernährung um gesunde, kalt gepresste Öle. Wir empfehlen pro Tag mindestens drei Esslöffel in einer ausgewogenen Mischung von Omega-3- und Omega-6-Fettsäuren. Alternativ können Sie Fischölkapseln oder Leinölkapseln einnehmen. Ihr Betreuer kann Ihnen gute Öle empfehlen. In dieser dritten Phase kommt dann auch die Möglichkeit dazu, einzelne Schlemmermahlzeiten einzulegen, doch dazu später mehr.

## *Das ist neu in Phase 3*

Testen Sie nun aus, wie viel Sie bis zum tatsächlichen Sättigungsgefühl essen sollten. Probieren Sie vorsichtig Lebensmittel und Mengen aus, die in Phase 2 nicht vorgesehen waren. Bei der Auswahl helfen Ihnen die erweiterte Lebensmittelliste und der Mahlzeitenplan für Phase 3 sowie Ihre inneren Signale, nach denen Sie sich Ihre Wunschlebensmittel aussuchen. Experimentieren Sie also jetzt auch wieder mit früheren Lieblingslebensmitteln, die nicht in der Liste vorgesehen sind. Allerdings sollten Sie Ihrem Plangerüst im Prinzip treu bleiben und zunächst nur einzelne Mahlzeiten verändern.

- Führen Sie Ihren Körper langsam wieder an größere Mengen von Kohlenhydraten heran. Beginnen Sie zunächst zur Mittagsmahlzeit damit, bisher noch nicht

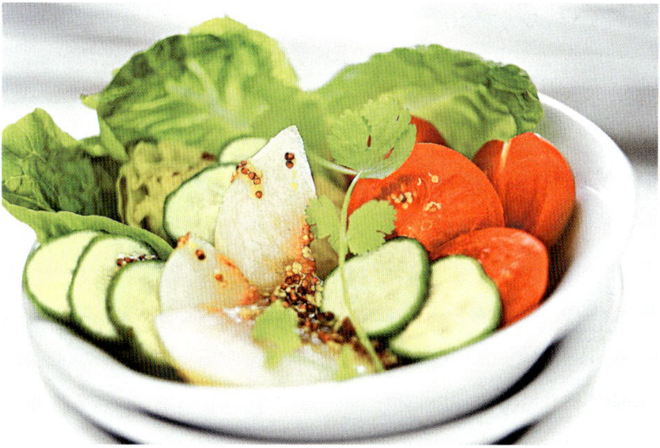

***Jeden Tag etwas Frisches essen, tut Leib und Seele gut. Kräuter und Gewürze sorgen dabei für noch mehr Geschmack und Aroma.***

empfohlene Kohlenhydrate wie Nudeln, Reis und Kartoffeln hinzuzunehmen. Vergessen Sie dabei nicht, auch den Proteinanteil im gleichen Verhältnis zu erhöhen! Bitte beachten Sie, dass Sie zu dieser Mahlzeit dann kein Brot essen sollten. Die für Sie errechnete Gesamtmenge Brot können Sie bei den anderen Mahlzeiten ausnutzen.

- Steigern Sie die Menge der Kohlenhydrate jede Woche gemäß Hunger und Sättigungsgefühl um 10 Gramm bei der Mittagsmahlzeit, bis Sie die für Sie passende Beilagenmenge erreicht haben. Damit bekommen Sie ein Gefühl, welche Mengen für Sie wichtig sind.

- Steigen Sie auch weiter ab und an auf die Waage und freuen Sie sich, wie Sie mit maßvollem Schlemmen Ihr positiv verändertes Gewicht weiter erhalten. Sollte Ihr Körper jedoch mit einer Gewichtszunahme reagieren, so war die zusätzlich gewählte Menge zu groß. Bitte wenden Sie sich in diesem Falle an Ihren Betreuer.
- Sind Sie schon einmal in Ihre »Maßbandkleidung« geschlüpft? Was war das für ein Gefühl?
- Jetzt, wo Sie viel Neues ausprobieren, ist es Ihnen sicher eine große Hilfe, alle Veränderungen und deren Auswirkungen in einem Tagebuch zu notieren.

## *Auf die körpereigenen Signale achten*

Viele Teilnehmer berichten bereits ab der dritten bis vierten Woche wieder über ihre wiederbelebten, deutlichen Körpersignale, etwa ihren geschärften Geruchs- oder Geschmackssinn. Weiter verspüren sie nach dieser Zeit zum ersten Mal wieder ein tatsächliches Hunger- oder auch Sättigungsgefühl – oder einfach die plötzliche Abneigung gegen frühere Lieblingsspeisen.

## *Gefühl für Hunger und Sättigung*

Übergewichtige haben das Gefühl für Hunger und Sättigung verloren. Eine schlanke Person hört dann auf zu essen, wenn sie satt ist, ein Übergewichtiger hört auf, wenn nichts mehr da ist! Das kann passieren. Bitte nehmen Sie diese Botschaft Ihres Körpers ernst und haben

Sie den Mut, nicht weiterzuessen, auch wenn Sie in Gesellschaft sind. Oberste Regel ist Ihr Wohlbefinden! Sollten Sie sich durch die eingetretenen Veränderungen verunsichert fühlen oder einfach Ihre Begeisterung mitteilen wollen – wenden Sie sich vertrauensvoll an Ihren Betreuer. Zudem können Sie sich im Portal mit anderen Klienten austauschen oder die Experten um Rat fragen.

## *Ein Gespür für Mengen entwickeln*

Wichtig in dieser Phase ist, dass Sie mehr und mehr auf das Abwiegen verzichten. Es war ein wichtiges Hilfsmittel zu einem Zeitpunkt, als Sie sich noch nicht auf Ihre inneren Signale verlassen konnten. Vertrauen Sie zunehmend Ihrem Hunger- und Sättigungsgefühl, und zwar sowohl, was die Essensmengen betrifft, als auch die Auswahl der Lebensmittel. Es wäre unphysiologisch, den Rest des Lebens immer die gleichen abgewogenen Mengen zu essen! An einem ruhigen Tag, an dem Sie wenige Kalorien verbrauchen, benötigen Sie kleinere Portionen, als an einem Tag, an dem Sie sich richtig ausarbeiten und körperlich belasten! Das Gleiche gilt für die Lebensmittel. Die während der strengen Phase für Sie vorgesehenen Lebensmittel können Sie unmöglich für den Rest des Lebens mit allen erforderlichen Substanzen versorgen. Sie wurden aufgrund der anfänglichen Laborwerte ermittelt und dienen Ihnen so lange als Hilfe, bis Sie mit einem ausgeglichenen Stoffwechsel und dem wiedergewonnenen Zugang zu Ihren eigenen inneren Signalen die Lebensmittel auswählen können, die Ihr Körper gerade jetzt braucht!

## Lebensmittel kritisch betrachten

Beobachten Sie dabei auch die Reaktion Ihres Körpers besonders aufmerksam. Sollten Sie wieder zunehmen oder Heißhunger verspüren, notieren Sie sich bitte die für Sie kritischen Lebensmittel und kehren für ein paar Tage in die strenge Umstellungsphase zurück. Sollte sich eine Variation Ihrer Mahlzeiten negativ auswirken, notieren Sie sich den Auslöser und die Folge und kehren für ein paar Tage in die strenge Umstellungsphase zurück. Besprechen Sie Ihre Erfahrungen mit Ihrem Betreuer, wenn Sie sich unsicher fühlen.

## Hinweise zu Schlemmermahlzeiten

Sie sollten ganz bewusst auch ab und zu mal schlemmen: Essen Sie, was Sie wollen und so viel Sie wollen – auch Lebensmittel und Mengen, die sonst nicht vorgesehen sind! Bitte achten Sie dennoch auf die Signale und Reaktionen Ihres Körpers. Folgen Sie den hier aufgeführten Hinweisen:

- Legen Sie erst nur einmal pro Woche eine Schlemmermahlzeit ein.
- Beginnen Sie auch die Schlemmermahlzeit mit Eiweiß.
- Sollten Sie auswärts essen: Nehmen Sie sich ein Tüt-

chen Nüsse oder Käse mit – als eiserne Eiweißration für unterwegs, um das angebotene Essen zu ergänzen.

- Dauert die Mahlzeit länger, machen Sie nach einer Stunde 15 Minuten Pause und beginnen Sie den nächsten Gang wieder mit etwas Eiweiß.
- Genießen Sie das Dessert, indem Sie mit einem Löffel Sahne als Eiweiß beginnen.
- Verzichten Sie zu den anderen Mahlzeiten an diesem Tag auf Obst und zusätzliche Stärkeprodukte wie Brot.
- Seien Sie sparsam mit Saucen und kohlenhydratreichen Beilagen.

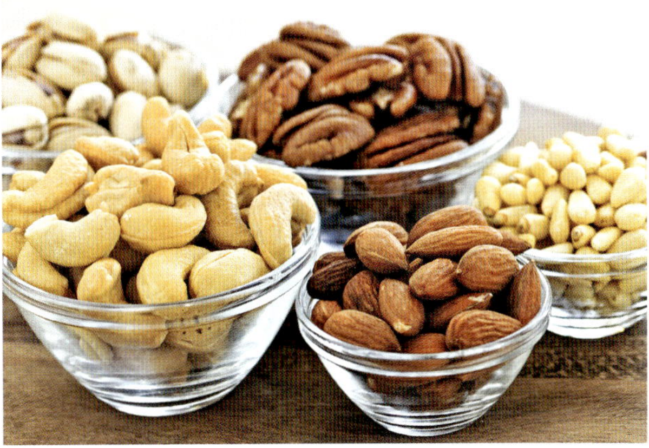

***Nüsse und Kerne lassen sich gut ins Büro mitnehmen, um eine Kantinenmahlzeit aufzuwerten.***

- Achten Sie bei Schokolade auf den Kakaoanteil (über 70 Prozent), essen Sie langsam und nur wenig davon – und genießen Sie es!
- Trinken Sie vor und nach der Schlemmermahlzeit ein bis zwei Gläser Wasser.
- Beschränken Sie den Alkoholgenuss, trinken Sie Wasser dazu und bedenken Sie: Auch hier ist weniger ein Mehr an Genuss!

## Phase 4 – Die Erhaltungsphase

Sie haben es geschafft – wir gratulieren! Loben und beglückwünschen Sie sich zu Ihrem Erfolg, denn Sie haben Ihren Stoffwechsel erfolgreich umgestellt und dadurch Ihr Wunschgewicht erreicht und Ihren Gesundheitszustand verbessert! Es geht Ihnen gut, Sie fühlen sich fit, schlank, leistungsfähig und wohl in Ihrem Körper. Doch vor allem haben Sie sich bewiesen, dass Ihr Entschluss der richtige war und Sie mit Ihrer Willenskraft und Ihrem Durchhaltevermögen so manches ehrgeizige Ziel erreichen können. Darauf können Sie zu Recht stolz sein!

### *Den Alltag gestalten*

Die grundlegende Idee von Phase 4 ist es, Ihre Erfolge dauerhaft zu erhalten. Fallen Sie deshalb bitte nicht in Ihre alten Essgewohnheiten zurück, nachdem Sie Ihre Ernährung einmal erfolgreich nach den Prinzipien von metabolic balance® umgestellt haben! Wie schon eingangs erwähnt, ist metabolic balance® keine Diät, mit der man mal schnell einige Kilos abnimmt, um dann wieder so weiterzumachen wie bisher, sondern metabolic balance® ist eine neue Lebensweise! Nur wenn die acht Ernährungsregeln auch weiterhin ihre Gültigkeit behalten, haben Sie die Sicherheit, das Erreichte auch zu halten. Zum Glück lässt sich diese neue Art der Ernährung sehr gut auch langfristig in Ihren normalen Alltag integrieren. Und denken Sie daran:

- Bewegen Sie sich weiterhin jeden Tag. Das klappt auch im Berufsalltag: Steigen Sie einfach Treppen, anstatt den Aufzug zu benutzen. Gehen Sie zu Fuß oder fahren Sie Fahrrad, anstatt das Auto oder den Bus zu nehmen. Steigen Sie eine Station vor oder nach Ihrem eigentlichen Ziel aus und gehen Sie den verbleibenden Weg zu Fuß. Gehen Sie regelmäßig schwimmen oder walken Sie – allein oder mit Freunden. Machen Sie zwischendurch sanfte Gymnastikübungen. Sie können auch einen Tanzkurs besuchen, um sich zu bewegen.
- Legen Sie bei längeren Mahlzeiten nach jeder Stunde 15 Minuten Pause ein. Beginnen Sie danach wieder mit einem Bissen Eiweiß.
- Machen Sie öfter am Tag ein paar ganz tiefe Atemzüge. Über tiefes Ein- und Ausatmen können Sie Ihren Körper besser entsäuern als durch die Einnahme von Basenpräparaten!

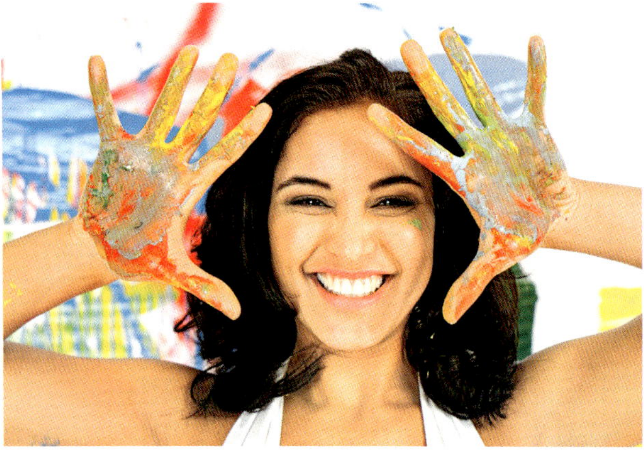

***Ist der Körper gesund, kann sich auch der Geist entwickeln. Kreativität und Innovation stellen sich ein.***

## *Weiterhin achtsam sein*

Wählen Sie Ihre Lebensmittel weiterhin bewusst aus, halten Sie sich an den neu erlernten Essensrhythmus und genießen Sie jede Mahlzeit. Denn metabolic balance® hält so manche kulinarische Überraschung für Genießer bereit! Und ein Genießer sind Sie nun wieder: Mit geschärftem Geruchs- und Geschmackssinn und einem offenen inneren Ohr für die wirklichen Bedürfnisse Ihres Körpers wird Ihnen das Essen wieder richtig Spaß machen! Sie werden gar nicht mehr in die Versuchung kommen, im Supermarkt nach Fertiggerichten und fettreduzierten Produkten zu greifen.

## *Ausblick in die Zukunft*

Mit den – mittlerweile verinnerlichten – acht Ernährungsregeln wird es Ihnen leicht gelingen, Ihr neues Gewicht und das dadurch gewonnene Wohlbefinden dauerhaft zu erhalten. Genießen Sie also Feiern, Feste und Einladungen aller Art, denn Ihre neue Ernährungsweise macht Sie keineswegs zum Außenseiter. Im Gegenteil: Sie sind mittlerweile gewissermaßen zum »Ernährungsprofi« geworden, dem sicherlich viele neugierige Fragen zu den augenfälligen Veränderungen gestellt werden. Doch es ist nicht einfach über Nacht ein Wunder passiert – vielmehr haben Sie diszipliniert und konsequent Ihr altes Fahrwasser verlassen und sind an neuen Ufern angekommen.

Freuen Sie sich also über die Anmerkungen und Komplimente Ihrer Umwelt, geben Sie interessierten Fragestellern einen Tipp – und bleiben Sie sich und Ihrem erprobten, neuen Ernährungswissen einfach treu. Achten Sie auch weiterhin auf eine maßvolle Kohlenhydrataufnahme mit niedriger glykämischer Last. Trinken Sie viel Wasser und ignorieren Sie gesüßte Getränke. Und bitte behalten Sie auch die neue Gewohnheit bei, sich im Alltag mehr zu bewegen. Dann hat der Jo-Jo-Effekt keine Chance. Je mehr der acht Regeln Sie langfristig befolgen, desto leichter werden Sie Ihr einmal erreichtes Wunschgewicht halten können! Genießen Sie Ihr Leben und bleiben Sie gesund.

# Studie zu metabolic balance®

**Im »Journal of Nutrition and Metabolism«, einer führenden medizinischen Fachzeitschrift, wurde Ende Dezember 2010 eine unabhängige Studie des Hochrhein-Instituts zur Wirksamkeit des Stoffwechselprogramms metabolic balance® veröffentlicht. Die Studie wurde in Zusammenarbeit mit dem Institut für Qualitätsmanagement und Sozialmedizin des Universitätsklinikums Freiburg durchgeführt.**

Die Studienergebnisse zeigen eindeutig, dass Übergewichtige mit dem Stoffwechselprogramm metabolic balance® ihr Gewicht besonders effektiv verringern und darüber hinaus langfristig halten können. Weiterhin überraschte die Wissenschaftler die deutliche Verbesserung der Blutwerte der Studienteilnehmer im Verlauf der Studie ebenso wie die Angaben der Programmteilnehmer zu den deutlichen Verbesserungen der persönlichen, gesundheitsbezogenen Lebensqualität.

## *Ausgangsgewicht reduziert*

Als allgemein anerkanntes Maß für den Langzeiterfolg eines ambulanten Gewichtsabnahmeprogramms gilt, dass 50 Prozent der Studienteilnehmer ihr Ausgangsgewicht um mindestens 5 Prozent verringern und über ein Jahr halten müssen, 20 Prozent der Studienteilnehmer sollten mindestens 10 Prozent an Gewicht verloren haben. Mit dem Stoffwechselprogramm metabolic balance® schafften 62,5 Prozent der Teilnehmer diese Hürde. 31,1 Prozent der Programmteilnehmer verloren sogar mehr als das Doppelte dieses Richtwertes, also

**Evaluationsstudie des Stoffwechselprogramms metabolic balance®**

GEWICHTSABNAHME IM VERGLEICH ZUM AUSGANGSGEWICHT

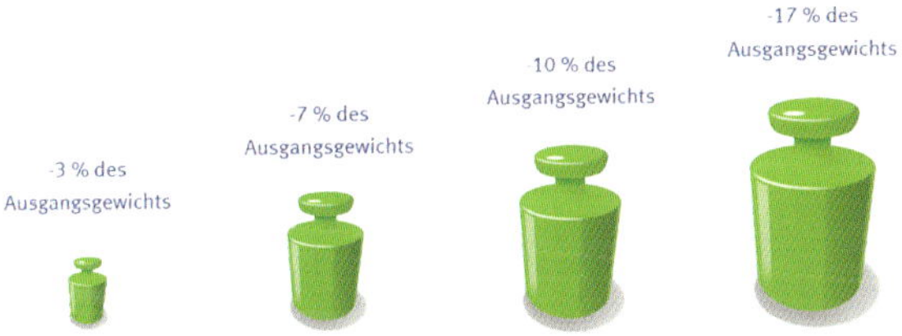


| | | | |
|---|---|---|---|
| Die Teilnehmer befolgten **1–2 Regeln.** Sie hielten sich nur wenig an die Planvorgaben. | Die Teilnehmer befolgten **3–4 Regeln.** Sie hielten sich an einige Planvorgaben. | Die Teilnehmer befolgten **5–6 Regeln.** Sie hielten sich im Großen und Ganzen an die Planvorgaben. | Die Teilnehmer befolgten **7–8 Regeln.** Sie hielten sich ziemlich genau bis exakt an die Planvorgaben. |

Je genauer sich die Teilnehmer an die Regeln und Vorgaben des Programms hielten, desto mehr Gewicht verloren sie.

metabolic balance

mehr als 10 Prozent ihres Ausgangs-Körpergewichts. Beide Ziele wurden also mit metabolic balance® erreicht und sogar übertroffen. Dass diese Ergebnisse nicht die Regel sind, zeigt unter anderem die Evaluationsstudie »Ich nehme ab – das evaluierte Konzept der DGE zur Gewichtsreduktion und langfristigen Umstellung auf eine vollwertige Ernährung« von 2008 (DGE = Deutsche

## Evaluationsstudie des Stoffwechselprogramms metabolic balance®

GEWICHTSABNAHME IM VERGLEICH ZU DEN ANFORDERUNGEN AN EIN LANGFRISTIG ERFOLGREICHES GEWICHTSABNAHMEPROGRAMM

**50 %**
der Teilnehmer verringern ihr Ausgangsgewicht um **mehr als 5%** und halten dies mindestens 1 Jahr.

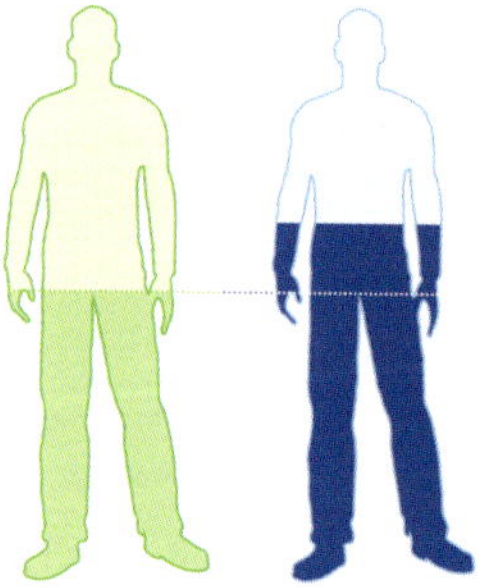

**62,5 %**
der Teilnehmer verringern ihr Ausgangsgewicht um **mehr als 5%** und halten dies mindestens 1 Jahr.

Internationale Empfehlung für den Langzeiterfolg eines guten und effektiven Gewichtsabnahmeprogramms

metabolic balance®

metabolic balance

Gesellschaft für Ernährung). Weit weniger als 50 Prozent der Teilnehmer haben 5 Prozent ihres Ausgangsgewichts abgenommen und über 1 Jahr halten können.
Während der durchschnittliche Gewichtsverlust in der metabolic-balance®-Studie nach einem Jahr immer noch 7,7 Prozent des Ausgangsgewichts betrug, konnten die Teilnehmer in zwei Studien über das DGE-Programm »Ich nehme ab« nur 2,8 Prozent bzw. 3,3 Prozent erreichen. Zur Info: An ein gutes Abnahmeprogramm wird die Anforderung gestellt, dass mindestens 5 Prozent des Ausgangsgewichts abgenommen werden müssen!

## *Positive Veränderungen*

Besonders auffällig bei den aktuellen Studienergebnissen zu metabolic balance® sind die mit der Gewichtsabnahme einhergehenden positiven Veränderungen der Blutwerte der getesteten Menschen. Bei 79 Prozent der Teilnehmer, bei denen zu Beginn ein metabolisches Syndrom festgestellt wurde, waren die Kriterien für diese Diagnose auch noch nach einem Jahr nicht mehr erfüllt! Die besseren Blutwerte spiegeln auch die sehr positiven Beurteilungen der Teilnehmer wider, was die persönliche Wahrnehmung ihrer deutlich verbesserten gesundheitsbezogenen Lebensqualität betrifft. So gaben zu Beginn der Studie nur 38,2 Prozent der Programmteilnehmer an, ihre Lebensqualität wäre nicht eingeschränkt (Normalwert in Deutschland: 75 Prozent). Viele

## Evaluationsstudie des Stoffwechselprogramms metabolic balance®

GESUNDHEITLICHE LEBENSQUALITÄT:

So beurteilten die Studienteilnehmer ihre Lebensqualität **vor** dem Start mit metabolic balance®

So beurteilten die Studienteilnehmer ihre Lebensqualität **12 Monate nach** dem Start mit metabolic balance®

So beurteilen die Deutschen normalerweise ihre Lebensqualität

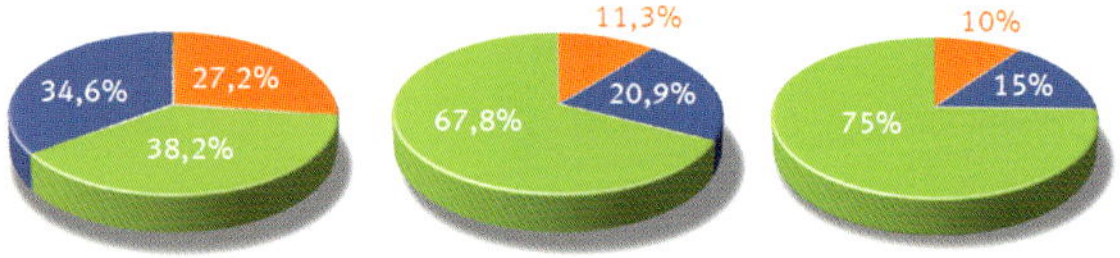


- Ich bin mit meiner gesundheitlichen Lebensqualität zufrieden
- Meine gesundheitliche Lebensqualität ist eingeschränkt
- Meine gesundheitliche Lebensqualität ist gravierend eingeschränkt

metabolic balance



Untersuchungsteilnehmer beklagten auffällige oder gravierende Einschränkungen. Nach einem Jahr hatte sich die Lebensqualität deutlich verbessert: Nun waren 67,8 Prozent der metabolic-balance®-Teilnehmer mit ihrer Lebensqualität zufrieden. 27,2 Prozent der Klienten beklagten zu Studienbeginn gravierende gesundheitliche Einschränkungen. Nach einem Jahr war dieser Anteil auf 11,3 Prozent gesunken und hatte sich damit dem Durchschnittswert der deutschen Bevölkerung (10 Prozent) praktisch angeglichen. Ein weiteres Ergebnis der Studie zeigt, dass sich durch die konsequente Ernährungsumstellung nach dem System metabolic balance® die Symptome des metabolischen Syndroms (das gemeinsame Auftreten von Übergewicht, Diabetes mellitus Typ 2, Bluthochdruck und Fettstoffwechselstörungen) deutlich verbessern. 76 Prozent der Klienten, die zu Programmbeginn am metabolischen Syndrom litten, erfüllten nach einem Jahr nicht mehr die Kriterien für diese Diagnose.

## *Eiserne Disziplin wird belohnt*

Weiter hat die Studie gezeigt, dass sich der Großteil der Teilnehmer sehr gut an die vorgegebenen Regeln und Empfehlungen halten kann. Kein Wunder ist, dass der Erfolg sehr stark davon abhängt, wie gewissenhaft sich die Teilnehmer an die Empfehlungen halten. Diejenigen, die sich am genauesten an die Vorgaben gehalten hatten, haben nach einem Jahr 17 Prozent ihres Ausgangsgewichts verloren. Je nach der Menge der eingehaltenen Regeln wurden in den anderen Gruppen 10, 7 oder nur 3 Prozent abgenommen. Für alle Teilnehmer kommt es also auch in Zukunft darauf an, sich tagtäglich bewusst zu machen, was sie ihrem Körper zuführen. Das fängt beim Einkauf an und mündet in dem Verhalten eines jeden Einzelnen.

# Register

# Impressum

1. Auflage


## Hinweis

Die Ratschläge/Informationen in diesem Buch sind von Autor und Verlag sorgfältig erwogen und geprüft. Dennoch kann eine Garantie nicht übernommen werden. Eine Haftung des Autors bzw. des Verlags und seiner Beauftragten für Personen-, Sach- und Vermögensschäden ist ausgeschlossen.

## Bildnachweis

Grafiken und Illustration U1: Jan-Dirk Hansen
Seite 89, 90, 92: metabolic balance®
Archiv Südwest Verlag: 2, 4 (shutterstock/Yuri Arcurs), 8 (istock/Michael Krakowiak), 11 (Nicolas Olonetzky), 17 (fotolia/Uwe Grötzner), 18 (creativ collection), 23 (shutterstock/Nina Vaclavova), 25 (Kati Molin), 37, 79 (Antje Plewinski), 45 (shutterstock/Blue Orange Studio), 47 (shutterstock/monticello), 48 (photo alto), 52 (Martina Urban), 61 (Banana Stock), 67 (Maike Jessen), 72 (istock/mammaart), 74 (istock(ola-p), 83 (panthermedia), 86 (istock/Günay Mutlu)

**Redaktions- und Projektleitung** Susanne Kirstein
**DTP, Gesamtproducing** Grafikdesign Hansen – Jan-Dirk Hansen
**Redaktion** Dr. Ute Paul-Prößler
**Bildredaktion** Sabine Kestler
**Korrektorat** Susanne Langer
**Reproduktion** Artilitho snc, Lavis (Trento)
**Druck und Verarbeitung** Druckerei Uhl, Radolfzell

FSC MIX Papier FSC® C004229

Verlagsgruppe Random House FSC® N001967

Printed in Germany

Das für dieses Buch verwendete FSC®-zertifizierte Papier *Profisilk* wurde produziert von Sappi Alfeld.

ISBN 978-3-517-08978-2